试卷标识码：

乡村全科执业助理医师资格考试
考前冲刺密卷（一）

第一单元

考生姓名：_____

准考证号：_____

考　　点：_____

考 场 号：_____

A1 型题

> **答题说明**
> 每一道试题下面有 A、B、C、D、E 五个备选答案。请从中选择一个最佳答案，并在答题卡上将相应题号的相应字母所属的方框涂黑。

1. 如今，为了建立良好的医患关系，应该遵循哪种医学模式
   A. 神灵主义模式
   B. 自然哲学模式
   C. 生物医学模式
   D. 机械论医学模式
   E. 生物－心理－社会医学模式

2. 一个人应处于开朗、自信、对生活充满希望的状态。此状态所指的心理健康标准是
   A. 情绪良好
   B. 智力正常
   C. 人际和谐
   D. 适应环境
   E. 人格完整

3. 为了帮助患者记忆医嘱，下列医生采取的措施中不恰当的是
   A. 语句表达通俗易懂，简洁明了
   B. 在患者离开前让其将医嘱复述一遍
   C. 将医嘱内容进行归纳
   D. 用专业术语解释病情
   E. 重要的医嘱首先提出

4. 下述医师的做法中，违背伦理原则的是
   A. 遇到危重患者适时转诊
   B. 根据病情决定患者的用药
   C. 仅根据患者家属描述的病情开药
   D. 发药时要严格执行"三查七对"制度
   E. 对有严重副作用的药物向患者详细说明

5. 对于长期的慢性病患者，宜采取的医患关系模式是

6. 医务人员的道德义务是指
   A. 具有独立做出诊断和治疗的权利以及特殊干涉权
   B. 对患者应尽义务和对社会应尽义务的统一
   C. 自主选择医院、医护人员
   D. 保持和恢复健康，积极配合医疗，支持医学科学研究
   E. 无条件接受人体实验

7. 严重精神障碍患者健康管理服务中的伦理要求，不包括
   A. 尊重患者的人格和权利
   B. 同情和关怀患者
   C. 关爱儿童，对儿童终身负责
   D. 关心和帮助患者家属
   E. 培养认真负责的态度和奉献精神

8. 关于《乡村医生管理条例》的适用对象，以下说法正确的是
   A. 尚未取得执业医师资格或执业助理医师资格，经注册在村医疗卫生机构从事预防、保健和一般医疗服务的卫生技术人员
   B. 有执业医师资格的人员
   C. 按照国家有关规定取得医学专业技术职称和医学专业技术职务的人员
   D. 计划生育技术服务机构中的医师

E. 军队医师

9. 《执业医师法》规定，医师在执业活动中享有的权利，不包括
   A. 在注册的执业范围内，进行医学诊查、医学处置
   B. 参与专业培训，接受继续医学教育
   C. 享受国家规定的福利待遇
   D. 未经患者同意，进行临床试验诊疗
   E. 参加医师协会

10. 下列属于医疗事故的情形是
    A. 在紧急情况下，为抢救垂危患者生命而采取紧急医学措施造成不良后果的
    B. 在医疗活动中，由于患者病情异常或者患者体质特殊而发生医疗意外的
    C. 无过错输血感染，造成不良后果的
    D. 在现有医学科学技术条件下，发生无法预料或者不能防范的不良后果的
    E. 因诊疗措施不当，造成错诊、漏诊

11. 根据《处方管理办法》，下列不符合处方书写规定的是
    A. 中药饮片应当单独开具处方
    B. 患者的临床诊断填写清晰、完整，并与病历记录一致
    C. 中药饮片调剂、煎煮的特殊要求应注明
    D. 书写时如需修改，应在修改处签名并注明修改日期
    E. 医疗机构或医师、药师可以使用自行编制的缩写名称或代号

12. 根据《处方管理办法》规定，急诊处方一般不得超过多少日用量
    A. 1
    B. 2
    C. 3
    D. 4
    E. 5

13. 下列有关医疗器械、器具的消毒工作技术规范，错误的是
    A. 接触皮肤、黏膜的医疗器械、器具和物品必须达到消毒水平
    B. 用于注射的医疗器具不必一用一灭菌
    C. 进入人体组织无菌器官的医疗器械、器具和物品必须达到灭菌水平
    D. 一次性使用的医疗器械、器具不得重复使用
    E. 用于穿刺、采血等有创操作的医疗器具必须一用一灭菌

14. 任何单位或个人，若要开展诊疗活动，均需依法取得
    A. 《医疗机构申请变更登记注册书》
    B. 《医疗机构执业许可证》
    C. 《设置医疗机构批准书》
    D. 《设置医疗机构备案回执》
    E. 《医疗机构校验申请书》

15. 根据《人口与计划生育法》的规定，下列关于计划生育技术服务机构和从事计划生育技术服务的医疗、保健机构的工作，错误的是
    A. 针对育龄人口开展人口与计划生育基础知识宣传教育
    B. 对已婚育龄妇女开展孕情检查、随访服务
    C. 承担计划生育、生殖保健咨询、指导和技术服务
    D. 指导公民选择安全、有效的避孕措施
    E. 进行非医学需要的胎儿性别鉴定

16. 目前不属于国家基本公共卫生服务项目的是
    A. 卫生监督协管
    B. 建立居民健康档案
    C. 0～6岁儿童健康管理
    D. 1型糖尿病患者健康管理

E. 传染病和突发公共卫生事件报告和处理

E. 流行

17. 断乳可采用哪种中药方法回乳
    A. 当归生姜羊肉汤
    B. 益母草红糖水
    C. 红豆薏米粥
    D. 山药扁豆粳米粥
    E. 炒麦芽加水煎服

18. 中医药预防与养生保健的主要服务方式不包括
    A. 食疗与药膳
    B. 健康检查
    C. 冬病夏治
    D. 调摄情志
    E. 针灸、推拿、刮痧、拔罐及经络养生

19. 能表示儿童身高资料的平均水平的最常用指标是
    A. 几何均数
    B. 变异系数
    C. 百分位数
    D. 算术平均数
    E. 中位数

20. 以下病例的流行强度，属于散发的是
    A. 某单位聚餐后发生食物中毒
    B. 某小学3天内新增23例风疹病例
    C. 某村1天内确诊12例结核新发病例
    D. 某县病毒性肝炎发病率与近3年基本持平
    E. 某国埃博拉病毒短期内病例骤增

21. 流行性脑脊髓膜炎7~9年流行一次，体现了疾病时间分布的哪种变化形式
    A. 短期波动
    B. 季节性
    C. 长期变异
    D. 周期性

22. 下列关于疾病的三间分布的说法，错误的是
    A. 易于传播且病后有较巩固免疫力的传染病，如麻疹、腮腺炎，儿童时期发病率高
    B. 呼吸道传染病一年四季都可发生，但夏秋季高发
    C. 慢性病如心脑血管病，随年龄增长发病率增加
    D. 麻疹在人类应用有效疫苗前常在城市表现为2年一次流行高峰
    E. 性传播疾病如淋病则在青壮年为发病高峰

23. 影响健康的四大因素，不包括
    A. 环境因素
    B. 卫生服务因素
    C. 资源因素
    D. 生物学因素
    E. 行为和生活方式因素

24. 下列不属于危害健康行为特点的是
    A. 后天生活习惯
    B. 长期稳定的行为
    C. 偶然性行为
    D. 偏离行为
    E. 有明显的健康危害

25. 艾滋病的高危人群包括
    A. 吸毒者
    B. 同性恋者
    C. 性病患者
    D. 受劳教人员
    E. 以上各项都正确

26. 每个机构每年提供不少于多少种内容的印刷资料

A. 5
B. 8
C. 10
D. 12
E. 14

27. 根据《传染病防治法》，甲类传染病包括
   A. 黑热病、炭疽
   B. 鼠疫、狂犬病
   C. 鼠疫、霍乱
   D. 炭疽、霍乱
   E. 登革热、炭疽

28. 根据《传染病防治法》，严重急性呼吸综合征的管理应
   A. 按甲类管理
   B. 按乙类管理
   C. 按丙类管理
   D. 各级医疗机构自行解决
   E. 各省级卫生管理机构自行决定

29. 下列不属于蚊虫传播的传染病是
   A. 流行性乙型脑炎
   B. 鼠疫
   C. 疟疾
   D. 艾滋病
   E. 登革热

30. 经血源传播的传染病是
   A. 伤寒
   B. 丙型肝炎
   C. 流行性感冒
   D. 流行性乙型脑炎
   E. 流行性脑脊髓膜炎

31. 对甲类传染病的接触者应进行
   A. 留验
   B. 医学观察
   C. 应急接种

D. 药物预防
E. 消毒

32. 针对传播途径的措施主要是切断传播途径，那么针对肠道传染病应
   A. 预防性消毒
   B. 通风、戴口罩和空气消毒
   C. 消灭昆虫
   D. 对污染品和环境消毒、饮水消毒和培养个人良好的卫生习惯
   E. 终末消毒

33. 在没有发现明确传染源时，对可能受到病原微生物污染的场所和物品实行的消毒，属于
   A. 预防性消毒
   B. 疫源地消毒
   C. 随时消毒
   D. 终末消毒
   E. 化学消毒

34. 出生后需立即接种的疫苗有
   A. 卡介苗和百白破疫苗
   B. 乙肝疫苗和百白破疫苗
   C. 卡介苗和乙肝疫苗
   D. 卡介苗和白破疫苗
   E. 脊髓灰质炎疫苗和百白破疫苗

35. 在麻疹开始或有流行趋势时，为控制传染病疫情蔓延，对目标人群开展的接种是
   A. 常规接种
   B. 临时接种
   C. 药物预防
   D. 应急接种
   E. 事后接种

36. 引起稽留热的常见疾病是
   A. 肺炎链球菌肺炎

B. 肺结核
C. 霍奇金病
D. 败血症
E. 风湿热

37. 在下列水肿类型中，不常出现凹陷性水肿的是
    A. 心源性水肿
    B. 肝源性水肿
    C. 肾源性水肿
    D. 黏液性水肿
    E. 营养不良性水肿

38. 出现"三凹征"的临床常见疾病是
    A. 胸腔积液
    B. 支气管哮喘
    C. 自发性哮喘
    D. 支气管异物
    E. 阻塞性肺气肿

39. 肺吸虫病的典型表现是
    A. 白色泡沫黏液痰
    B. 黄色脓样痰
    C. 铁锈色痰
    D. 果酱样痰
    E. 红色胶样痰

40. 下列不符合急性心肌梗死疼痛特点的是
    A. 疼痛多在劳累时发生
    B. 疼痛位于胸骨后或心前区
    C. 疼痛可放射至左肩、左臂
    D. 疼痛时间一般超过30分钟
    E. 口含硝酸甘油能缓解疼痛

41. 隐性黄疸是指
    A. 总胆红素在 17.1～34.2 μmol/L，但无黄疸出现
    B. 总胆红素在 5.1～10.2 μmol/L，但无黄疸出现

C. 总胆红素在 10.2～17.1 μmol/L，但无黄疸出现
D. 总胆红素在 20.1～30.2 μmol/L，但无黄疸出现
E. 总胆红素在 17.1～30.2 μmol/L，但无黄疸出现

42. 轻刺激能唤醒，醒后能进行简短而正确的交谈的意识障碍属于
    A. 嗜睡
    B. 昏睡
    C. 浅昏迷
    D. 中度昏迷
    E. 深昏迷

43. 下列属于COPD Ⅱ级（中度）的主要依据是
    A. $FEV_1/FVC < 70\%$，$FEV_1 \geqslant 80\%$ 预计值
    B. $FEV_1/FVC < 70\%$，$50\% \leqslant FEV_1 < 80\%$ 预计值
    C. $FEV_1/FVC < 70\%$，$30\% \leqslant FEV_1 < 50\%$ 预计值
    D. $FEV_1/FVC < 70\%$，$FEV_1 < 30\%$ 预计值
    E. $FEV_1/FVC < 50\%$，$FEV_1 < 30\%$ 预计值

44. 急性扁桃体炎多由以下哪种菌群引起
    A. 溶血性链球菌
    B. 柯萨奇病毒
    C. 金黄色葡萄球菌
    D. 克雷伯菌
    E. 念珠菌

45. 室性早搏的心电图特点是
    A. 提前出现的QRS波群，其前无相关的P波
    B. QRS波群宽大畸形，伴ST异常

C. T 波与 QRS 波群主波方向相反

D. 代偿间歇完全

E. 以上均是

46. 消化性溃疡最常见的并发症是
   A. 穿孔
   B. 消化道出血
   C. 幽门梗阻
   D. 癌变
   E. 慢性胃炎

47. 肝硬化最严重的并发症是
   A. 肝性脑病
   B. 消化道出血
   C. 幽门梗阻
   D. 感染
   E. 肝肾综合征

48. 抑郁症最常见的伴随症状是
   A. 自杀行为
   B. 焦虑
   C. 睡眠紊乱
   D. 悲观失望
   E. 缺乏自信

49. 下列关于骨关节炎的说法，错误的是
   A. 受累关节疼痛、僵直、活动障碍
   B. 疼痛在活动时加重，休息后可减轻
   C. 关节有压痛，有时可触及增生的骨赘
   D. 患者应绝对卧床休息，避免各种运动
   E. 局部药物治疗可选择非甾体抗炎药

50. 下列有关小儿腹泻的治疗原则，错误的是
   A. 调整饮食
   B. 调整肠道菌群
   C. 纠正水、电解质紊乱
   D. 尽早使用止泻剂
   E. 加强护理，防止并发症

51. 3~6 个月小儿，佝偻病活动期最早的骨骼体征是
   A. 鸡胸
   B. 方颅
   C. 前囟未闭
   D. 肋骨串珠
   E. 颅骨软化

52. 足月新生儿生理性黄疸出现的时间是
   A. 出生后 24 小时内
   B. 出生后 2~3 天
   C. 出生后 1 周
   D. 出生后 10 天
   E. 出生后 12 天

53. 关于幼儿急疹，下列说法错误的是
   A. 多发生于 3 岁以上的婴幼儿
   B. 起病急骤，常突然高热，持续 3~5 天后热退，但全身症状轻微
   C. 热退后即出现红色斑疹
   D. 皮疹消退后无脱皮，无色素沉着
   E. 可见头颈部淋巴结轻度肿大

54. 水痘抗病毒治疗，应首选
   A. 青霉素
   B. 氯霉素
   C. 盐酸金刚烷胺
   D. 干扰素
   E. 阿昔洛韦

55. 下列可引发猩红热的是
   A. 麻疹病毒
   B. A 组 β 溶血性链球菌
   C. EB 病毒
   D. 柯萨奇病毒
   E. 水痘-带状疱疹病毒

56. 预防 HBeAg 阳性母亲所生的新生儿 HBV 感染最有效的措施是

A. 注射丙种球蛋白
B. 注射高效价乙肝免疫球蛋白
C. 注射乙肝疫苗
D. 注射高效价乙肝免疫球蛋白+乙肝疫苗
E. 注射乙肝疫苗+丙种球蛋白

A. 病理检查
B. 皮损特征
C. 斑贴试验
D. 血常规
E. B超

57. 流脑最常见的临床类型是
   A. 普通型
   B. 轻型
   C. 暴发型脑膜脑炎型
   D. 暴发型混合型
   E. 暴发型休克型

58. 狂犬病最具特征性的临床表现是
   A. 发热、头痛、乏力、周身不适等
   B. 咽喉紧缩感
   C. 伤口及周围有麻木、发痒、刺痛感
   D. 恐水、恐风
   E. 弛缓性瘫痪

59. 下列情况不属于艾滋病分期内容的是
   A. 急性感染期以发热最为常见
   B. 前驱期无明显症状
   C. 无症状感染期血中可检测出病毒及抗体
   D. 艾滋病期可并发各种机会性感染和恶性肿瘤
   E. 艾滋病期部分患者可表现为神经精神症状

60. 一期梅毒的主要症状多于不洁性交后多久出现
   A. 1周左右
   B. 3周左右
   C. 5周左右
   D. 9周左右
   E. 7周左右

61. 诊断接触性皮炎最可靠和最简单的方法是

62. 疖的致病菌主要是
   A. 金黄色葡萄球菌
   B. 溶血性链球菌
   C. 铜绿假单胞菌
   D. 破伤风杆菌
   E. 梭状芽孢杆菌

63. 下列属于Ⅱ期内痔特点的是
   A. 平时或腹压稍大时痔即脱出，手托亦常不能复位
   B. 便时痔经常脱出肛外，甚至行走、咳嗽、喷嚏、站立时也会脱出
   C. 痔不能自行还纳，须用手托、平卧休息或热敷后方能复位
   D. 常有便血，便时有痔脱出，便后可自行还纳
   E. 无明显自觉症状，便时粪便带血，量少，无痔脱出

64. 确诊胃癌最可靠的方法是
   A. 胃镜检查及活检
   B. CT检查
   C. X线钡餐检查
   D. B超检查
   E. 血常规检查

65. 诊断宫颈癌的辅助检查，不包括
   A. 宫腔镜检查
   B. 宫颈刮片细胞学检查
   C. 阴道镜检查
   D. 宫颈活检
   E. 颈管诊刮术

66. 根据动物实验和总结临床实践经验，将影响胎儿的药物分为 A、B、C、D、X 五类，其中属于 A 类的药物是
    A. 甲状腺素
    B. 地西泮
    C. 阿奇霉素
    D. 利巴韦林
    E. 辛伐他丁

67. 易引起"红人综合征"的药物是
    A. 青霉素类
    B. 万古霉素
    C. 四环素类
    D. 磺胺类
    E. 异烟肼

68. 婴幼儿喉异物伴呼吸困难，在没有必要的抢救设备时的急救方法是
    A. 海姆立克急救法
    B. 心肺复苏
    C. 按压人中
    D. 拍打背部
    E. 吞咽食物

69. 口服有机磷农药急性中毒时，洗胃液忌用
    A. 清水
    B. 生理盐水
    C. 2%~5%碳酸氢钠溶液
    D. 高锰酸钾溶液（1∶5000）
    E. 0.45%氯化钠溶液

70. 有机氟杀鼠药中毒的特效解毒剂是
    A. 乙酰胺
    B. 解磷定
    C. 阿托品
    D. 硫酸镁
    E. 纳洛酮

71. 关于浅Ⅱ度烧伤的描述，下列说法正确的是
    A. 皮肤发红、灼痛，无水疱
    B. 有水疱，水疱下创面红白相间、感觉稍迟钝
    C. 有水疱，水疱下创面均匀发红、湿润、剧痛
    D. 有水疱，水疱下创面红白相间，无痛觉，拔毛也无痛
    E. 创面腊白，无水疱，无感觉

A2 型题

> **答题说明**
> 每一道试题是以一个小案例出现的，其下面有 A、B、C、D、E 五个备选答案。请从中选择一个最佳答案，并在答题卡上将相应题号的相应字母所属的方框涂黑。

72. 医生李某为来访者做心理咨询，面对来访者询问"我应该离婚吗"的问题时，医生肯定的回答"应该"，并试图让来访者认同自己。医生的这一做法，违反了心理治疗中的哪项原则
    A. 回避原则
    B. 保密原则
    C. "中立"原则
    D. 利益原则
    E. 真诚原则

73. 患者，女，19 岁。因高考失利、复读而压力极大、心情抑郁，到村卫生室就诊。听完患者的诉说后，医生鼓励患者战胜自卑心理，积极投入到复习中，以乐观的态度对待人生。结束时该女生感到心情好多了。医生此次主要采用的心理咨询手段是

A. 宣泄
B. 领悟
C. 改变认知
D. 增强自信心
E. 强化自我控制

74. 严某因打工搬到另一座城市，到当地卫生院就诊时用家乡"土话"叙述病情，导致医生困惑不解。经过相关检查后，医生用"行话"与其交流，又导致严某不知所云。这体现了医患交往中的哪种问题
    A. 患者记不住医嘱
    B. 医生同情心不够
    C. 患者依从性差
    D. 医患双方沟通方式有问题
    E. 患者有意隐瞒病情

75. 患者，男，35岁。咳嗽1周到村卫生室就诊。患者取药后，询问药物的不良反应。医生回答："跟你说了你也不懂，回去照着药袋上写的方法按时服药就行了。"该医生违背的医学伦理原则是
    A. 尊重原则
    B. 公正原则
    C. 有利原则
    D. 不伤害原则
    E. 信息公开原则

76. 为了诊治的需要，明星刘某将自己与疾病有关的隐私如实地告知医生。医生在了解了患者隐私后，擅自公开患者的病情及隐私。该医生的做法损害了患者的哪项道德权利
    A. 知情同意权
    B. 损害索赔权
    C. 平等医疗权
    D. 隐私保护权
    E. 利益交易权

77. 某镇卫生院，男医生在为女患者进行妇科检查时，让护士或第三者在场。该男医生的行为符合
    A. 关心体贴，减少痛苦
    B. 全面系统，认真细致
    C. 全神贯注，语言得当
    D. 节约费用，公正分配
    E. 尊重患者，心正无私

78. 村医在询问病史时大声接听朋友打来的电话，且边说边笑，患者对此感到不悦。本案例中医生违背的伦理要求是
    A. 举止端庄，态度热情
    B. 全神贯注，耐心倾听
    C. 语言得当，正确引导
    D. 全面系统，认真细致
    E. 关心体贴，减少痛苦

79. 患者，女，57岁。在邻村参加婚礼时突然出现恶心、呕吐等症状，到该村卫生室就诊。医生怀疑是心脏病，但家人坚持认为是不洁食物所致，要求对症治疗。该医生正确的做法是
    A. 开具治疗心脏病的药物
    B. 拒绝给患者提供任何治疗
    C. 让患者回本村村卫生室治疗
    D. 按照家属要求进行对症处理
    E. 说服并指导患者转诊到上级医院

80. 在母婴保健专项检查中，某医疗保健机构因未达到规定的条件和技术标准而开展产前诊断，被当地卫生行政部门责令改正。制定该项规定条件和技术标准的部门是
    A. 县级卫生行政部门
    B. 省级卫生行政部门
    C. 国务院卫生行政部门

D. 设区的市级卫生行政部门
E. 乡镇卫生行政部门

81. 某药店销售过期药品，患者李某在使用该过期药品后造成脏器损伤。该药店的过期药品为
    A. 假药
    B. 劣药
    C. 不符合药品规定的药品
    D. 不合格药品
    E. 被污染药品

82. 某乡镇药店，私自销售国家药品监督管理部门规定禁止使用的药品，则该药品为
    A. 不合格药品
    B. 不符合药品规定的药品
    C. 被污染药品
    D. 劣药
    E. 假药

83. 田某，结婚1年，打算备孕，遂去相关机构进行婚育、妊娠咨询。这种咨询属于疾病预防策略的
    A. 第一级预防措施
    B. 第二级预防措施
    C. 第三级预防措施
    D. 第一、二级预防措施
    E. 第二、三级预防措施

84. 王某，产后恶露不净，可服用的食物是
    A. 辣椒
    B. 猪腰子菜末粥
    C. 油炸食物
    D. 当归生姜羊肉汤
    E. 山药扁豆粳米粥

85. 某年某市计划统计全部活产新生儿出生时的平均体重，因此从该市各医疗卫生机构内，按随机抽样方法，抽取在该年出生的部分活产新生儿，则其出生时的体重值的集合就构成了
    A. 同质
    B. 总体
    C. 样本
    D. 频数
    E. 变异

86. 苏某，在统计工作中，负责在广泛查阅文献、全面了解现状、充分调研的基础上，对将要进行的研究工作做全面设想，则苏某负责的是统计工作中的哪一步
    A. 统计设计
    B. 收集资料
    C. 整理资料
    D. 分析资料
    E. 总结输出

87. 某市有100万人，2010年因各种原因死亡5000人，其中心脏病患者1890人，死亡230人。该市2010年的粗死亡率是
    A. 230/1000000
    B. 1890/1000000
    C. 230/1890
    D. 5000/1000000
    E. 230/5000

88. 唐某，多次体检正常，却总怀疑自己患有糖尿病，这属于
    A. 致病行为模式
    B. 不良疾病行为
    C. 预警行为
    D. 不良生活方式与习惯
    E. 避开危害行为

89. 患者，女，75岁。既往有冠心病病史15年。今日突然心悸气短，不能平卧，咳

嗽，咳粉红色泡沫痰，应首先考虑的诊断是

A. 肺癌
B. 肺脓肿
C. 肺结核
D. 急性肺水肿
E. 支气管扩张

90. 患者处于熟睡状态，不易唤醒，在强烈刺激下能被唤醒，但很快又入睡，醒时答非所问。其意识障碍的程度属于

A. 嗜睡
B. 昏睡
C. 浅昏迷
D. 深昏迷
E. 意识模糊

91. 患儿，男，7岁。右侧鼻腔反复出血2个月，量少，无其他不适。平时不爱喝水，喜挖鼻。既往体健，无家族遗传病史。该患者鼻出血时的最佳应急处理措施是

A. 输血
B. 口服止血药
C. 静脉滴注止血药
D. 手指按压鼻翼止血
E. 鼻腔填塞法止血

92. 患者，男，45岁。反复咳嗽、咳痰、痰中带血丝8年。1小时前突发大咯血，总量约150mL，有血块，此后仍继续咯血。既往有左下肺支气管扩张病史。该患者应采取的体位是

A. 右侧卧位
B. 左侧卧位
C. 仰卧位
D. 半卧位
E. 坐位

93. 患者，女，30岁。发热、腰痛伴尿频、尿急、尿痛2天。尿沉渣镜检：白细胞30～50/HP，红细胞5～10/HP。最可能的诊断是

A. 尿道综合征
B. 尿路感染
C. 尿路结石
D. 肾结核
E. 膀胱癌

94. 患者，男，45岁。因突然剧烈头痛伴恶心、呕吐2小时就诊。查体：心、肺和腹部未见异常，四肢肌力正常，脑膜刺激征阳性。最可能的诊断是

A. 偏头痛
B. 脑出血
C. 脑血栓形成
D. 三叉神经痛
E. 蛛网膜下腔出血

95. 患者，女，70岁。长途飞行12小时后突发右侧胸痛，伴咳嗽、咯血。既往有双下肢静脉曲张病史20年。最可能的诊断是

A. 气胸
B. 心绞痛
C. 主动脉夹层
D. 急性肺栓塞
E. 急性心肌梗死

96. 患者，女，30岁。乏力、低热伴痰中带血丝2个月。查体：浅表淋巴结肿大，双肺未闻及干、湿啰音。胸部X线检查：可见右上肺密度不均匀片状影。最可能的诊断是

A. 肺癌
B. 肺脓肿
C. 肺结核
D. 肺炎支原体肺炎

E. 右上肺大叶性肺炎

97. 患者，女，51岁。妇科手术前接受常规心电图检查示窦性心动过缓（46次/分），有频发房性早搏。既往无慢性病史。近2年快走或上楼时感轻度乏力、头晕。正确的处理是
   A. 口服阿托品治疗
   B. 建议进一步检查
   C. 安置永久性起搏器
   D. 暂不需治疗，定期复查心电图
   E. 口服β受体拮抗剂治疗房性早搏

98. 患者，女，60岁。间断上腹胀痛5年，进食凉、辣等刺激性食物后加重，时伴嗳气、上腹部烧灼感。发病以来食欲欠佳，尿色及尿量正常，体重稳定。既往曾诊断为"胆石症"。最可能的诊断是
   A. 胆管结石
   B. 慢性胃炎
   C. 胃溃疡癌变
   D. 十二指肠溃疡
   E. 反流性食管炎

99. 患者，男，35岁。间断水肿3年，加重1个月。查体：血压150/80mmHg，双下肢中度凹陷性水肿。尿常规：蛋白（＋＋＋）；沉渣镜检：红细胞30~40/HP。肾功能正常。下一步最应给予的处理是
   A. 利尿治疗
   B. 降压药物治疗
   C. 中成药治疗
   D. 糖皮质激素治疗
   E. 转至上级医院治疗

100. 患者，女，70岁。体检发现空腹血糖7.2mmol/L，无明显自觉症状。下列有助于诊断为糖尿病的指征是
   A. 尿糖（＋）
   B. 另一次空腹血糖6.5mmol/L
   C. 日常饮食，1次餐后2小时血糖9mmol/L
   D. 日常饮食，1次随机血糖超过11.1mmol/L
   E. 1次口服葡萄糖耐量试验（OGTT），餐后2小时血糖10mmol/L

101. 患者，女，24岁。进餐时突然倒地，意识丧失，四肢抽搐，双目上翻，牙关紧闭，口吐白沫，小便失禁，约20分钟后抽搐停止，神志清醒，自觉肢体酸痛。头颅CT、血液生化检查均正常。自幼有类似发病。最可能的诊断是
   A. 癔症性抽搐
   B. 低血钙性抽搐
   C. 脑寄生虫病
   D. 癫痫大发作
   E. 昏厥性抽搐

102. 患儿，男，2个月。2天前出现腹泻，外观虚胖，有湿疹，除大便次数增多外，无其他症状，食欲好，不影响生长发育。应首先考虑
   A. 生理性腹泻
   B. 重型腹泻
   C. 痢疾
   D. 溃疡性结肠炎
   E. 直肠癌

103. 患者，男，20岁。因突然乏力、恶心、厌食、皮肤巩膜黄染、尿黄而入院。化验：ALT 500U/L，血清总胆红素85μmol/L，HAV IgM（＋）。该患者可能的诊断为
   A. 乙型肝炎慢性迁延型
   B. 乙型肝炎慢性活动型
   C. 急性黄疸型肝炎

D. 急性乙型肝炎合并甲型肝炎

E. 急性黄疸型肝炎，甲、乙型肝炎病毒混合感染

104. 患者，男，40岁。因反复机会性感染入院，检查发现该患者伴发卡波济肉瘤。诊断应首先考虑

   A. 先天性胸腺发育不全
   B. 腺苷脱氨酶缺乏症
   C. X－连锁无丙种球蛋白血症
   D. 艾滋病
   E. 选择性IgA缺乏症

105. 患者，女，28岁。双侧小腿皮肤突然出现不规则红斑，继而出现丘疱疹、小水疱，边界不清，有明显渗出倾向，自觉瘙痒剧烈，搔抓、热水洗烫后皮损加重。最可能的诊断是

   A. 急性湿疹
   B. 接触性皮炎
   C. 荨麻疹
   D. 银屑病
   E. 白癜风

106. 患者，男，74岁。右侧腹股沟区可复性肿块8年。查体：患者直立时，在腹股沟内侧端、耻骨结节外上方有一4cm×4cm大小的半球形肿物，未进入阴囊，平卧后自行消失。该患者最可能的诊断是

   A. 股疝
   B. 隐睾
   C. 交通性鞘膜积液
   D. 腹股沟斜疝
   E. 腹股沟直疝

107. 患者，男，50岁。中晚期食管癌患者，下列不属于其临床表现的是

   A. 吞咽困难
   B. 食物反流
   C. 咽下疼痛
   D. 声音嘶哑
   E. 进食后恶心

108. 患者，男，48岁。右下腹及脐周持续隐痛近6个月。近2个月来常有低热，体格检查：右下腹可触及包块，不除外升结肠癌。该患者最可能伴随的症状是

   A. 便秘
   B. 尿频、尿急
   C. 肠梗阻
   D. 粪便变细
   E. 贫血

109. 患者，男，40岁。癫痫病史多年，今因癫痫持续状态被送入医院。应采取的治疗措施是

   A. 口服苯巴比妥
   B. 口服苯妥英钠
   C. 口服丙戊酸钠
   D. 静脉注射安定
   E. 肌内注射氯丙嗪

110. 患者，男，25岁。因昏迷而送来急诊。查体：深昏迷状态，呼吸有轻度大蒜味。疑为有机磷杀虫药中毒，下列哪项对诊断最有帮助

   A. 瞳孔缩小
   B. 呕吐物有大蒜臭味
   C. 大小便失禁
   D. 肌肉抽动
   E. 全血胆碱酯酶活力降低

A3 型题

答题说明

每个案例下设若干道试题。请根据试题所提供的信息，在每一道试题下面的 A、B、C、D、E 五个备选答案中选择一个最佳答案，并在答题卡上将相应题号的相应字母所属的方框涂黑。

(111~112 题共用题干)

某小学在查验一年级入学新生预防接种证时，发现 3 名学生未依照国家免疫规划接种，也未办理过预防接种证。该校按规定向所在地有关单位进行报告，并协助督促家长带孩子及时到现居住地接种单位进行了补种。

111. 有义务接受学校报告的所在地单位是
 A. 公安机关
 B. 教育行政部门
 C. 卫生监督部门
 D. 卫生行政部门
 E. 疾病预防控制机构

112. 预防接种证应当在儿童出生后法定时限内办理，该时限是
 A. 1 个月
 B. 2 个月
 C. 3 个月
 D. 6 个月
 E. 12 个月

(113~115 题共用题干)

杨某，3 岁，体检时被诊断为乙型肝炎。患儿家属诉患儿曾在老家的乡村私人诊所输液，未接种乙肝疫苗。

113. 乙肝的传播途径为
 A. 呼吸道传播
 B. 消化道传播
 C. 血液传播
 D. 野生动物疫源传播
 E. 虫媒传播

114. 疫苗接种是预防乙型肝炎的重要措施之一，其接种时间是
 A. 出生时、1 月龄、6 月龄
 B. 6 月龄、2 岁
 C. 8 月龄、2 岁
 D. 1 岁、6 岁
 E. 1.5 岁、6 岁

115. 该患儿接种乙肝疫苗的部位和途径是
 A. 上臂三角肌下缘，皮内注射
 B. 上臂外侧三角肌或大腿前外侧中部，肌内注射
 C. 臀部，肌内注射
 D. 大腿前外侧中部，皮下注射
 E. 上臂三角肌中部，皮内注射

(116~118 题题共用题干)

患者，女，60 岁。身高 150cm，体重 75kg，腰围 89cm，血压 138/88mmHg，空腹血糖 6.1mmol/L。

116. 该患者的体重指数（BMI）是
 A. 40.8
 B. 38.6
 C. 36.9
 D. 33.3
 E. 21.3

117. 根据该患者上述体重指数，其情况属于
 A. 偏瘦
 B. 正常
 C. 偏胖
 D. 重度肥胖
 E. 过轻

118. 对该患者的最佳健康指导建议是
    A. 指标正常，继续保持
    B. 纳入高血压患者管理
    C. 纳入糖尿病患者管理
    D. 多运动，减少腹部脂肪
    E. 减轻体重，定期测量血压、血糖

(119～120题共用题干)

患者，男，71岁。上腹部疼痛不适、消瘦2个月，伴皮肤瘙痒、粪便颜色变浅。实验室检查：尿胆红素阳性，尿胆原阴性，血总胆红素及直接胆红素明显升高。

119. 最可能的诊断是
    A. 胰头癌
    B. 肾结石
    C. 胆囊炎
    D. 慢性肝炎
    E. 肝内胆管结石

120. 首选的辅助检查是
    A. 经内镜逆行胰胆管造影
    B. 肿瘤标志物测定
    C. 静脉肾盂造影
    D. 肝炎病毒检查
    E. 腹部超声

(121～122题共用题干)

患者，男，45岁。反复咳嗽、咳痰6年，每逢冬季加重。近半个月来上述症状加重，咳黄痰，量不多。查体：两肺底可闻及湿啰音。

121. 最可能的诊断是
    A. 支气管扩张
    B. 急性支气管炎
    C. 慢性阻塞性肺疾病
    D. 支气管哮喘急性发作
    E. 慢性支气管炎急性发作

122. 若该患者逐渐出现呼吸困难、活动后加重的症状，对确诊慢性呼吸衰竭最有意义的检查结果是
    A. 心电图示低电压、肺型P波
    B. 动脉血气分析示氧分压降低
    C. 肺泡呼吸音减弱、呼气相延长
    D. 桶状胸、叩诊过清音、肺肝界下移
    E. 胸部X线片示肺透亮度增加、心影狭小

(123～124题共用题干)

患者，男，40岁。突发胸骨后疼痛2小时来诊。查体：右上肢血压150/80mmHg，左上肢血压140/72mmHg，肺部听诊无啰音，心率52次/分，律齐。心电图示Ⅱ、Ⅲ、aVF导联ST段水平抬高0.3mV。

123. 最可能的诊断是
    A. 急性心包炎
    B. 急性心肌梗死
    C. 稳定型心绞痛
    D. 不稳定型心绞痛
    E. 急性主动脉夹层

124. 下述处理措施中不正确的是
    A. 吸氧
    B. 心电监护
    C. 注射盐酸哌替啶
    D. 口服美托洛尔
    E. 嚼服阿司匹林

(125～126题共用题干)

患者，女，30岁。2天前饱餐后出现脐周疼痛不适，伴恶心，未呕吐。半天后右下腹疼痛明显，阵发加重。1天前开始发热。既往曾行剖宫产，末次月经为2周前。查体：体温38.3℃，脉搏100次/分，血压110/70mmHg，麦氏点有压痛、反跳痛，右下腹肌紧张，肠鸣音2次/分，移动性浊音阴性。

125. 最可能的诊断是
    A. 急性胰腺炎
    B. 急性肠胃炎

C. 急性阑尾炎
D. 急性胆囊炎
E. 十二指肠溃疡

126. 首选的治疗方法是
    A. 手术治疗
    B. 甘油灌肠
    C. 口服抗菌药物
    D. 应用生长抑素
    E. 给予胃黏膜保护剂

（127～128题共用题干）
患者，女，40岁。因阴道稀薄水样分泌物增多1周会诊。妇科检查见灰白色均质分泌物附着于阴道壁，可闻及鱼腥样臭味，擦去阴道分泌物，阴道黏膜无充血表现。

127. 最可能的诊断是
    A. 滴虫性阴道炎
    B. 细菌性阴道病
    C. 萎缩性阴道炎
    D. 非特异性阴道炎
    E. 外阴阴道假丝酵母菌病

128. 首选的治疗药物是
    A. 雌激素
    B. 孕激素
    C. 抗真菌药物
    D. 抗病毒药物
    E. 抗厌氧菌药物

（129～130题共用题干）
129. 患儿，男，14岁。2周前患急性咽炎。1天前突然牙龈出血，口腔血疱，双下肢瘀斑。实验室检查：血红蛋白110 g/L，白细胞 9×10^9/L，血小板 10×10^9/L，骨髓增生活跃，巨核细胞23个/片。应首先考虑的诊断是
    A. 急性白血病
    B. 再生障碍性贫血
    C. 过敏性紫癜

D. 血小板减少性紫癜
E. 缺铁性贫血

130. 治疗首选药物是
    A. 免疫抑制剂
    B. 铁剂
    C. 去甲肾上腺素
    D. 胰岛素
    E. 糖皮质激素

（131～132题共用题干）
患者，男，45岁。体形肥胖，无症状，健康查体时发现尿糖阳性，空腹血糖稍高，口服葡萄糖耐量减低。

131. 最可能的诊断是
    A. 2型糖尿病
    B. 1型糖尿病
    C. 糖尿病酮症酸中毒
    D. 肾炎
    E. 肾病综合征

132. 下列哪项不能作为本病确诊的依据
    A. 多次空腹血糖≥7.0mmol/L
    B. 尿糖（++）
    C. 餐后血糖≥11.1mmol/L
    D. 口服葡萄糖耐量试验1小时和2小时血糖均≥11.1mmol/L
    E. 无"三多一少"症状，血糖多次在7.0～11.1mmol/L

（133～134题共用题干）
患者，男，60岁。突然晕厥，持续5分钟后症状完全消失。

133. 应首先考虑的是
    A. 短暂性脑缺血发作
    B. 脑血栓形成
    C. 脑栓塞
    D. 脑出血
    E. 蛛网膜下腔出血

134. 下列哪项是本病发病最重要的原因
 A. 动脉粥样硬化
 B. 高血压
 C. 血脂异常
 D. 糖尿病
 E. 甲状腺功能亢进症

(135~136题共用题干)
患者，女，60岁。右侧颈肩部疼痛2年，可放射至右臂，间断性右手麻木。查体：右肩活动良好，右侧臂丛神经牵拉试验（+）。

135. 最可能的诊断是
 A. 肩周炎
 B. 腕管综合征
 C. 颈部肌肉劳损
 D. 类风湿关节炎
 E. 神经根型颈椎病

136. 以下处理措施中，不恰当的是
 A. 影像学检查明确诊断
 B. 通过理疗或牵引缓解症状
 C. 长期口服止痛药减轻症状
 D. 注意工作和睡觉时保持正确姿势
 E. 注意病情变化，必要时及时转诊

(137~138题共用题干)
患儿，男，8月龄。呕吐、腹泻2天，大便12~14次/天，水样便，尿量明显减少。查体：哭时泪少，眼窝及前囟明显凹陷，皮肤明显干燥，弹性差，四肢末梢稍凉。

137. 该患儿腹泻后的表现符合
 A. 无脱水
 B. 轻度脱水
 C. 中度脱水
 D. 重度脱水
 E. 极重度脱水

138. 根据患儿的脱水程度，24小时内补液总量应为
 A. 60~90mL/kg
 B. 90~120mL/kg
 C. 120~150mL/kg
 D. 150~180mL/kg
 E. 180~210mL/kg

(139~140题共同题干)
患儿，男，4岁。发热流涕、咳嗽咽痛3天，出现皮疹，自耳后、发际蔓延至前额、面、颈部，在颊黏膜第一臼齿处可见麻疹黏膜斑。

139. 该患儿可诊断为
 A. 麻疹
 B. 风疹
 C. 猩红热
 D. 幼儿急疹
 E. 水痘

140. 本病最常见的并发症是
 A. 肺炎
 B. 支气管炎
 C. 心肌炎
 D. 脑炎
 E. 中耳炎

(141~142题共同题干)
患者，男，28岁。背部突然出现红色风团，周围有红晕，边界清楚，大小不等，形态不一，散在。风团数小时后消退，不留痕迹，24小时内又再次出现，反复发作，自觉瘙痒。

141. 最可能的诊断是
 A. 荨麻疹
 B. 湿疹
 C. 接触性皮炎
 D. 体癣
 E. 痈

142. 治疗本病的一线药物是
 A. 肾上腺素
 B. 糖皮质激素
 C. 抗组胺药

D. 维生素 C

E. 抗真菌药

(143～144题共用题干)

患儿，男，5岁。反复右上腹阵发性绞痛2天，并向右肩背部放射。疼痛时面色苍白，坐卧不安，屈膝抱腹，辗转呻吟，伴恶心、呕吐，间歇期无不适感。查体：腹软，上腹部深压痛，无肌紧张及反跳痛。

143. 最可能的诊断是

A. 胆石症

B. 急性胃炎

C. 急性肠炎

D. 胆道蛔虫病

E. 急性胆囊炎

144. 为明确诊断，最有意义的检查是

A. 红细胞沉降率

B. 血常规

C. 粪便隐血试验

D. 胸部 X 线平片

E. 粪便镜检找虫卵

(145～146题共用题干)

患者，男，66岁。因刺激性干咳3个月、痰中带血1个月就诊，无发热、胸痛、心悸，自服抗菌药、止咳药，效果不佳。既往有吸烟史40年，每天约25支。

145. 最可能的诊断是

A. 肺炎

B. 肺癌

C. 肺结核

D. 肺栓塞

E. 支气管炎

146. 为明确诊断，应首选的检查是

A. 血常规

B. 痰培养

C. 心电图

D. 胸部 CT

E. 超声心动图

(147～148题共用题干)

患儿，男，17岁。打篮球时突感右胸部闷痛、气促1小时。查体：T 36.8℃，P 85次/分，R 22次/分，BP 125/75mmHg；右肺触觉语颤减弱，叩诊呈鼓音，呼吸音减弱；左肺叩诊呈清音，呼吸音增强；双肺均未闻及干、湿啰音；心律齐，各瓣膜听诊区未闻及病理性杂音。

147. 最可能的诊断是

A. 肺大疱

B. 支气管哮喘

C. 急性肺栓塞

D. 自发性气胸

E. 急性心肌梗死

148. 为明确诊断，应进行的检查是

A. 心电图

B. 胸部 X 线片

C. 超声心动图

D. 动脉血气分析

E. 心肌坏死标志物

(149～150题共同题干)

患者，男，40岁。神志不清，呼吸深大，可闻及烂苹果气味。

149. 应考虑的诊断为

A. 急性酒精中毒

B. 肝性脑病

C. 尿毒症

D. 有机磷中毒

E. 糖尿病酮症酸中毒

150. 治疗方案应是

A. 小剂量胰岛素

B. 大剂量胰岛素

C. 高压氧舱

D. 纠正碱中毒

E. 口服糖水

试卷标识码：

乡村全科执业助理医师资格考试
考前冲刺密卷（一）

第二单元

考生姓名：_____

准考证号：_____

考　　点：_____

考 场 号：_____

A1 型题

答题说明

每一道试题下面有 A、B、C、D、E 五个备选答案。请从中选择一个最佳答案，并在答题卡上将相应题号的相应字母所属的方框涂黑。

1. 居民健康档案健康体检表的"生活方式"栏中，不属于体育锻炼的是
   A. 跑步
   B. 游泳
   C. 扭秧歌
   D. 打太极拳
   E. 骑自行车上班

2. 下列关于儿童分期的说法，错误的是
   A. 从受精卵形成到胎儿娩出前，称为胎儿期
   B. 自胎儿娩出至出生后 28 天，称为新生儿期
   C. 自出生后 28 天至 1 岁的时期，包含新生儿期，称为婴儿期
   D. 自 1 岁至满 3 周岁，称为幼儿期
   E. 自满 3 周岁至 6～7 岁，称为学龄期

3. 世界卫生组织建议，婴儿纯母乳喂养的月龄为
   A. 4 月龄以内
   B. 5 月龄以内
   C. 6 月龄以内
   D. 7 月龄以内
   E. 8 月龄以内

4. 下列关于青春期生长发育的说法，错误的是
   A. 体格生长再次加速，出现第二高峰
   B. 生殖系统快速发育，趋于成熟
   C. 至本期结束，各系统器官发育已成熟
   D. 精神、行为和心理方面的问题开始增多
   E. 功能消耗增加，体重下降

5. 下列不属于新生儿建议转诊的情况是
   A. "马牙"
   B. 四肢皮肤明显黄染
   C. 心脏杂音
   D. 喂养困难
   E. 肝大

6. 下列关于早孕反应的说法，错误的是
   A. 早孕反应在停经 2 周左右出现
   B. 早孕反应表现为头晕、乏力、厌油腻、恶心、晨起呕吐等
   C. 当出现停经并伴有早孕反应时，应进行妊娠确认
   D. 早孕反应在停经 6 周左右出现
   E. 早孕反应多在停经 12 周左右逐渐自行消失

7. 下列关于孕早期的保健指导，错误的是
   A. 不可进行任何运动
   B. 少食多餐
   C. 保证摄入足量富含碳水化合物的食物
   D. 多摄入富含叶酸的食物，建议每日补充叶酸 0.4mg
   E. 戒烟戒酒，培养良好的生活习惯

8. 最易引起胎儿畸形的病毒是
   A. 麻疹病毒
   B. 风疹病毒
   C. 流感病毒
   D. 轮状病毒
   E. 流脑病毒

9. 根据老年人生活自理能力评估表判断老年人生活自理能力的程度，多少分为中度依赖

A. 0~3 分
B. 4~8 分
C. 9~12 分
D. 9~18 分
E. 19 分以上

10. 高血压患者健康管理的服务对象是
    A. 辖区内高血压患者
    B. 辖区内原发性高血压患者
    C. 辖区内继发性高血压患者
    D. 辖区内 35 岁及以上高血压患者
    E. 辖区内 35 岁及以上原发性高血压患者

11. 腹型肥胖为高血压高危因素之一，那么怎样判断为腹型肥胖
    A. 腰围：男≥80cm，女≥70cm
    B. $22kg/m^2$≤BMI<$24kg/m^2$
    C. 腰围：男≥85cm，女≥80cm
    D. $20kg/m^2$≤BMI<$22kg/m^2$
    E. 腰围：男≥90cm，女≥85cm

12. 2 型糖尿病的高危人群，不包括
    A. 年龄≥40 岁
    B. 高血压和（或）心脑血管病变者
    C. 严重精神病和抑郁症
    D. 男性腰围≥80cm
    E. 有糖尿病家族史者

13. 对确诊的 2 型糖尿病患者，每年至少要进行几次面对面随访
    A. 2 次
    B. 4 次
    C. 6 次
    D. 10 次
    E. 15 次

14. 对确诊的 2 型糖尿病患者，不属于健康管理要求的随访内容是
    A. 询问上次随访到此次随访期间的症状
    B. 测量体重，计算体重指数（BMI）
    C. 测量空腹血糖和血压
    D. 检查足背动脉搏动
    E. 检查肝功能

15. 肺结核的主要传播途径是
    A. 呼吸道传播
    B. 虫媒传播
    C. 性传播
    D. 消化道传播
    E. 血源性传播

16. 严重精神障碍患者有打砸行为，但局限在家里，仅针对财物，且能被劝说制止。经危险性评估属于
    A. 0 级
    B. 2 级
    C. 3 级
    D. 4 级
    E. 5 级

17. 严重精神障碍病情稳定患者，危险性评估为 0 级，可继续执行上级医院制定的治疗方案，随访时间为
    A. 1 个月
    B. 2 个月
    C. 3 个月
    D. 6 个月
    E. 10 个月

18. 严重精神障碍患者，应每年进行几次健康检查
    A. 1
    B. 2
    C. 3
    D. 4
    E. 5

19. 阳虚质的发病倾向是

A. 易患感冒、内脏下垂
B. 易患虚劳、失精、不寐
C. 易患痰饮、肿胀、泄泻
D. 易患消渴、中风、胸痹
E. 易患疮疖、黄疸、热淋

20. 总体特征为元气不足，表现为疲乏、气短、自汗等的体质是
A. 阳虚质
B. 阴虚质
C. 痰湿质
D. 湿热质
E. 气虚质

21. 易患脏躁、梅核气、百合病及郁证的体质是
A. 湿热质
B. 痰湿质
C. 阴虚质
D. 阳虚质
E. 气郁质

22. 下列关于儿童的起居调摄，错误的是
A. 保证充足的睡眠时间
B. 养成良好的小便习惯
C. 衣着可紧束，用于塑形
D. 适当到户外活动
E. 春季注意保暖

23. 捏脊的功效是
A. 消食积，健脾胃，通经络
B. 醒神益智
C. 解表散邪
D. 疏肝解郁
E. 通经活络，化痰祛瘀

24. 推拿小儿四神聪穴的功效是
A. 消食化积
B. 醒神益智

C. 健脾和胃
D. 疏通经络
E. 宣通鼻窍

25. 迎香穴的位置是
A. 下颌角前上方一横指（中指），闭口咬紧牙时咬肌隆起，放松时按之凹陷处
B. 颧骨下缘，目外眦直下凹陷中
C. 在面部，口角旁约0.4寸（指寸）
D. 在鼻翼外缘中点旁，当鼻唇沟中
E. 在面部，眶下孔处

26. 向家长传授按揉迎香、足三里穴的方法的时间是
A. 儿童6～12月龄时
B. 儿童18～24月龄时
C. 儿童30～36月龄时
D. 儿童6～18月龄时
E. 儿童12～18月龄时

27. 下列关于老年人中医药健康管理服务内容的叙述，错误的是
A. 中医体质辨识
B. 情志调摄指导
C. 起居调摄指导
D. 西药保健治疗
E. 运动保健指导

28. 下列各项，不属于中风发病特点的是
A. 具有突然昏仆、不省人事、半身不遂、口舌㖞斜等临床表现
B. 多慢性起病，好发于60岁以上
C. 轻证仅见眩晕、偏身麻木等临床表现
D. 常有眩晕、头痛、心悸等病史
E. 病发多有情志失调、饮食不当或劳累等诱因

29. 下列在人与人之间不直接传染的是

A. 肺结核
B. 流行性腮腺炎
C. 百日咳
D. 流感
E. 食物中毒

30. 下列关于土壤卫生防护的说法，错误的是
A. 工业废渣处理
B. 废水处理
C. 粪便无须处理
D. 垃圾无害化处理
E. 合理施用农药、化肥

31. 发现辖区内非法行医、非法采供血行为，应及时向哪个机构报告
A. 公安机关
B. 教育行政机构
C. 卫生计生监督执法机构
D. 卫生行政部门
E. 疾病预防控制机构

32. 全科医生是指
A. 已经跟患者签约的各类医生
B. 在乡村一线长期执业的医生
C. 主要执行公共卫生服务的医生
D. 熟练处理临床各科疾病的医生
E. 全方位连续性负责居民健康的医生

33. 下列各项，不属于把中医学的适用成分引进全科医疗服务依据的是
A. 中医学在缜密的哲学思维体系指导下积累了大量的实践经验
B. 中医学与全科医学服务对象与内容完全一致
C. 养生预防康复的原则与全科医学如出一辙
D. 个体化的辨证论治与全科医学如出一辙
E. 因时因地制宜的处理观念与全科医学如出一辙

34. 人性化照护不是指
A. 从生前到死后对患者进行医学照顾和关怀
B. 重视人胜于疾病
C. 照顾目标不仅是有病的器官，更重要的是维护人的整体健康
D. 视服务对象为重要合作伙伴
E. 从"整体人"角度全面考虑服务对象的生理、心理与社会需求

35. 中医学的基本特点是
A. 整体观念和阴阳五行
B. 四诊八纲和辨证论治
C. 同病异治和异病同治
D. 阴阳五行和五运六气
E. 整体观念和辨证论治

36. 主血虚证的面色为
A. 赤色
B. 黄色
C. 白色
D. 黑色
E. 青色

37. 舌淡白而有裂纹，其临床意义是
A. 脾虚湿盛
B. 寒邪凝滞
C. 阴液亏虚
D. 热盛伤津
E. 血虚不润

38. 舌苔颗粒细腻致密，揩之不去，刮之不脱，称为
A. 厚苔
B. 润苔
C. 燥苔
D. 腻苔

E. 腐苔

39. 阳明腑实证的发热特点是
    A. 午后和夜间低热
    B. 午后热甚，身热不扬
    C. 下午3~5时热势较高
    D. 长期低热，兼有颧红
    E. 有热自骨内向外透发的感觉

40. 下列属于白喉临床表现的是
    A. 咳声重浊
    B. 咳声低微
    C. 咳声如犬吠
    D. 咳嗽气喘中有哮鸣音
    E. 以上均不是

41. 以下不属于喘证临床特征的是
    A. 呼吸困难
    B. 鼻翼扇动
    C. 张口抬肩
    D. 难以平卧
    E. 喉中痰鸣

42. 胃热者，其口气多
    A. 酸臭
    B. 奇臭
    C. 臭秽
    D. 腥臭
    E. 腐臭

43. 尿甜并散发烂苹果气味，属于
    A. 瘟疫类疾病
    B. 疮疡溃腐
    C. 消渴病
    D. 肾衰竭
    E. 有机磷中毒

44. 下列不属于闻诊内容的是
    A. 哮喘

    B. 呕吐
    C. 嗳气
    D. 咳嗽
    E. 耳鸣

45. 口淡乏味，并伴有食少纳呆、乏力，多属
    A. 痰热内盛
    B. 湿热蕴脾
    C. 肝胃郁热
    D. 脾胃虚弱
    E. 食滞胃脘

46. 下列属于病理性汗出的是
    A. 进食辛辣汗出
    B. 剧烈活动汗出
    C. 衣被过厚汗出
    D. 睡眠之中汗出
    E. 气候炎热汗出

47. 下列对胃痛和胁痛的鉴别诊断最有价值的是
    A. 疼痛的部位
    B. 疼痛的性质
    C. 疼痛的持续时间
    D. 疼痛的兼症
    E. 疼痛的诱因

48. 视物昏暗不明、模糊不清，称为
    A. 目昏
    B. 目痒
    C. 目眩
    D. 雀目
    E. 内障

49. 朝食暮吐，暮食朝吐，多属
    A. 胃火亢盛
    B. 脾胃阳虚
    C. 脾胃湿热
    D. 胃阴不足

E. 肝胃蕴热

50. 腹痛窘迫，时时欲便，肛门重坠，便出不爽，称为
    A. 肛门灼热
    B. 里急后重
    C. 排便不爽
    D. 大便失禁
    E. 肛门重坠

51. 带下色白量多，质稀如清涕，淋漓不断，病因多属
    A. 脾气虚
    B. 脾肾阳虚
    C. 脾虚气陷
    D. 寒湿困脾
    E. 湿热下注

52. 下列不属于排尿感异常的是
    A. 尿道涩痛
    B. 余溺不尽
    C. 小便失禁
    D. 癃闭
    E. 遗尿

53. 月经过多与月经先期共有的病因是
    A. 气虚、血热
    B. 血虚、血瘀
    C. 气虚、血瘀
    D. 血虚、气滞
    E. 肝郁、血热

54. 细脉的临床意义是
    A. 寒证
    B. 热证
    C. 湿邪
    D. 疼痛
    E. 厥证

55. 虚的病机概念，主要是指
    A. 卫气不固
    B. 正气虚损
    C. 脏腑功能低下
    D. 气血生化不足
    E. 气化无力

56. 下列关于针刺注意事项的描述，正确的是
    A. 对于身体瘦弱、气虚血亏的患者不宜行针
    B. 皮肤瘢痕部位可以针刺
    C. 缺盆部位可以深刺
    D. 对于尿潴留患者，小腹部行针应注意深度
    E. 哑门穴可以大幅度提插

57. 足三阳经在躯干部的排列顺序是
    A. 阳明在前、太阳在中、少阳在后
    B. 少阳在前、太阳在中、阳明在后
    C. 太阳在前、少阳在中、阳明在后
    D. 阳明在前、少阳在中、太阳在后
    E. 太阳在前、阳明在中、少阳在后

58. 胸剑联合中点至脐中的骨度分寸是
    A. 8寸
    B. 12寸
    C. 9寸
    D. 14寸
    E. 5寸

59. 艾灸法的作用是
    A. 温经散寒
    B. 扶阳固脱
    C. 消瘀散结
    D. 引热外行
    E. 以上皆是

60. 滚法的操作频率是每分钟
    A. 80次左右

B. 100次左右

C. 120次左右

D. 140次左右

E. 160次左右

61. 肝阳上亢与肝火炽盛的主要鉴别症状是
    A. 面红目赤
    B. 失眠多梦
    C. 眩晕耳鸣
    D. 头重脚轻
    E. 急躁易怒

62. 痰火扰神证当是神昏与下列哪项同见
    A. 高热抽搐
    B. 口吐涎沫
    C. 舌红苔黄腻
    D. 溲赤便秘
    E. 脉象洪数

63. 心火下移小肠的最主要的表现是
    A. 面赤口渴
    B. 口舌生疮
    C. 小便赤涩灼痛
    D. 心烦失眠
    E. 大便秘结

64. 寒痰阻肺证的常见症状是
    A. 发热咳喘，痰多黄稠
    B. 咳嗽痰白，恶寒发热
    C. 干咳无痰，鼻燥咽干
    D. 咳嗽痰多，色白质稠
    E. 干咳少痰，颧红潮热

65. 下列属于肾虚水泛证临床表现的是
    A. 身体浮肿，下肢为甚
    B. 心悸，气短
    C. 畏寒肢冷，小便短少
    D. 腰膝酸软，耳鸣
    E. 以上皆是

66. 下列属于气滞胸痹特点的是
    A. 面色晦暗
    B. 气短喘促
    C. 痰多口黏
    D. 疼痛固定不移
    E. 痛无定处

67. 下列属于中风主症的是
    A. 猝然昏仆，半身不遂，口眼㖞斜
    B. 精神抑郁，表情淡漠，沉默痴呆
    C. 突然仆倒，不省人事，口吐涎沫
    D. 项背强直，四肢抽搐，角弓反张
    E. 突然意识丧失，强直抽搐，口中怪叫

68. 治疗眩晕耳鸣、烦躁多梦、颜面潮红等症的适宜操作是
    A. 吴茱萸、肉桂适量，研末敷涌泉
    B. 黄芪、五味子研末填脐
    C. 大椎、肺俞穴刮痧
    D. 足三里、百会穴灸
    E. 环跳、阳陵泉穴拔罐

69. 呕吐外邪犯胃证的治法是
    A. 疏邪解表，和胃降逆
    B. 疏邪解表，化浊和中
    C. 温中化饮，和胃降逆
    D. 疏肝理气，和胃降逆
    E. 健脾益气，和胃降逆

70. 下列哪项不属于内伤发热的诊断要点
    A. 有反复发热史
    B. 多为低热
    C. 多为高热
    D. 起病缓慢，病程长
    E. 自觉发热，体温并不高

71. 下列关于混合痔的叙述，正确的是
    A. 痔与瘘同时存在
    B. 肛门齿状线以上，直肠末端黏膜下

的痔

C. 两个以上的内痔

D. 内、外痔静脉丛曲张，彼此相通所形成的痔

E. 内痔和外痔分别在不同位置存在

72. 治疗月经先后无定期肾虚证的常用中成药是

    A. 少腹逐瘀颗粒
    B. 血府逐瘀胶囊
    C. 逍遥丸
    D. 益母草膏
    E. 左归丸

73. 针刺治疗面瘫，除翳风、颧髎、合谷穴外，还应选取的主穴是

    A. 百会、头维、内关
    B. 阳白、颊车、地仓
    C. 太白、太溪、外关
    D. 阳白、风府、外关
    E. 阳白、委中、印堂

74. 麻黄与氨茶碱同服，易导致的不良反应是

    A. 降低药效
    B. 中毒反应
    C. 过敏反应
    D. 诱发并发症
    E. 影响药物排泄

75. 板蓝根颗粒的功效是

    A. 疏风解表，清热解毒
    B. 辛凉解表，清热解毒
    C. 清瘟解毒，宣肺泄热
    D. 清热解毒，凉血利咽
    E. 清热解毒，散结利咽

76. 治疗表虚不固，症见自汗恶风、面色㿠白，或体虚易感风邪的中成药是

    A. 玉屏风散
    B. 防风通圣丸
    C. 藿香正气水
    D. 通宣理肺丸
    E. 板蓝根颗粒

77. 治疗心绞痛急性发作常选用的中成药是

    A. 速效救心丸
    B. 血府逐瘀丸
    C. 安宫牛黄丸
    D. 天王补心丹
    E. 川芎茶调散

78. 治疗脾胃虚弱，症见食少便溏、气短咳嗽、肢倦乏力，宜选用的中成药是

    A. 生脉饮
    B. 参苓白术丸
    C. 补中益气丸
    D. 附子理中丸
    E. 四神丸

79. 具有疏肝健脾、养血调经功效的中成药是

    A. 四神丸
    B. 逍遥丸
    C. 玉屏风颗粒
    D. 补中益气丸
    E. 知柏地黄丸

80. 下列属于杞菊地黄丸主治的证候是

    A. 肝肾阴亏，视物昏花
    B. 阴虚火旺，口干咽痛
    C. 肾虚水肿，小便不利
    D. 肾阴亏虚，腰膝酸软
    E. 阳不化气，渴不思饮

81. 治疗气血两虚，症见身体瘦弱、腰膝酸软、月经不调、崩漏带下，宜选用的中成药是

A. 妇科千金片
B. 参苓白术丸
C. 桂枝茯苓丸
D. 七制香附丸
E. 乌鸡白凤丸

B. 跌打丸
C. 京万红软膏
D. 当归苦参丸
E. 云南白药

82. 小儿肺咳颗粒需要慎用的情况是
   A. 气短喘促
   B. 痰多稠黄
   C. 肺脾不足
   D. 痰湿内壅
   E. 高热咳嗽

84. 太冲穴的定位是
   A. 足背，当第1、2趾间的趾蹼缘上方纹头处
   B. 足背，当第2、3趾间的趾蹼缘上方纹头处
   C. 足背，第1、2跖骨结合部之前凹陷中
   D. 足背，第2、3跖骨结合部之前凹陷中
   E. 内踝前1寸，胫骨前肌腱内缘凹陷中

83. 治疗轻度水火烫伤、疮疡肿痛、创面溃烂，宜选用的中成药是
   A. 七厘散

A2 型题

答题说明

每一道试题是以一个小案例出现的，其下面有A、B、C、D、E 五个备选答案。请从中选择一个最佳答案，并在答题卡上将相应题号的相应字母所属的方框涂黑。

85. 李某，在确诊患有2型糖尿病后，积极遵从医嘱检查、用药，配合治疗的行为在促进健康行为中属于
   A. 避开环境危害行为
   B. 预警行为
   C. 基本健康行为
   D. 戒除不良嗜好
   E. 合理利用卫生服务

86. 某村有2名新发2型糖尿病患者，体重指数都达到肥胖水平，平时不爱运动，喜食肉类和油炸食品，不爱吃蔬菜水果。管理6个月以来服药依从性尚可，空腹血糖分别为8.4mmol/L 和10.2mmol/L。医生对这2名患者进行生活方式的指导中，不包括的内容是
   A. 饮食控制

B. 运动治疗
C. 体重控制
D. 血糖监测
E. 视力检查

87. 某大学生参加朋友聚会，席间不少人吸烟，整个房间烟雾缭绕，劝阻不成后，只好找个借口先行离开。该大学生的这一行为属
   A. 致病行为
   B. 不良疾病行为
   C. 基本健康行为
   D. 避开环境危害行为
   E. 违反社会道德的行为

88. 某街道在1周内发生多起乙脑病例，则发生多少例乙脑病例后，应当进行突发

公共卫生事件信息报告
A. 5
B. 10
C. 15
D. 20
E. 30

苗是
A. 卡介苗
B. 麻腮风疫苗
C. 乙型脑炎疫苗
D. 脊髓灰质炎疫苗
E. 乙型病毒性肝炎疫苗

89. 某地区在开展艾滋病的防治工作中，发现该地区艾滋病的传播途径以血液传播为主，于是计划针对预防艾滋病血液传播的有关内容开展健康教育。下列属于本次健康活动重点宣传内容的是
A. 不可与艾滋病感染者共用马桶
B. 不可与艾滋病感染者共同进餐
C. 不可与艾滋病感染者拥抱
D. 不可与艾滋病感染者握手
E. 不与他人共用剃须刀

90. 某村医某天接诊了 2 名疑似感染性腹泻患者，下列做法中不正确的是
A. 对症治疗
B. 规范填写门诊日志
C. 填写传染病报告卡
D. 24 小时内进行网络直报
E. 填写突发公共卫生事件相关信息报告卡

91. 某男婴在接种卡介苗 2 周左右，局部出现红肿浸润，随后化脓，形成小溃疡，溃疡较浅，面积不大。家长带其到村卫生室就诊，该医生正确的处理方式及原因是
A. 不用报告，偶合症
B. 不用报告，正常反应
C. 报告，不良反应中异常反应案
D. 报告，不良反应中一般反应
E. 报告，接种事故

92. 患儿，男，17 月龄。家长带其到村卫生室咨询。医生了解到该幼儿已按程序完成了疫苗接种，预约 18 月龄时接种的疫

93. 患儿，女，6 月龄。母乳喂养。体检时面色略苍白，血红蛋白（Hb）91g/L。医生指导家长首先应添加的辅食是
A. 米粥
B. 菜泥
C. 鱼泥
D. 水果泥
E. 强化铁米粉

94. 新生儿，38 周顺产，出生体重 3000g，生后 3 天体重降至 2800g，生后 7 天恢复至出生体重，且无其他异常。应考虑该新生儿为
A. 早产
B. 生长迟缓
C. 体重低下
D. 低出生体重
E. 生理性体重下降

95. 孕妇，妊娠 10 周，出现妊娠剧吐，阴道出血，腹痛，家属带其去村卫生所就诊，下列处置符合要求的是
A. 继续观察，3 个月后随访
B. 正常现象，不必处理
C. 转诊至上级医院，2 周内随访
D. 转诊至上级医院，1 个月内随访
E. 转诊至上级医院，2 个月内随访

96. 孕妇，妊娠 32 周，胎动正常。近 2 天偶有头昏，到乡镇卫生院进行产科检查，血压 150/90mmHg，血红蛋白（Hb）112g/L，尿常规正常。该孕妇最可能的

诊断是

A. 青光眼
B. 肾小球肾炎
C. 妊娠期贫血
D. 妊娠期糖尿病
E. 妊娠期高血压综合征

97. 医生在对某高血压患者随访的过程中，第1次随访收缩压为150mmHg；间隔3个月后第2次随访时收缩压为155mmHg。以下处理符合规范要求的是

A. 继续观察，3个月后再随访
B. 不予处理，信息报告乡卫生院
C. 转诊至上级医院，2周内随访
D. 转诊至上级医院，1个月内随访
E. 转诊至上级医院，2个月内随访

98. 患者，男，68岁。吸烟30年，喜食油腻食品，自认为身体健康，体检发现血压为160/94mmHg，之后于第2天、第5天到乡镇卫生院测量血压，血压分别为164/100mmHg和168/104mmHg。到县医院进一步检，查排除了继发性高血压。按照《国家基本公共卫生服务规范》要求，对该男子应进行的健康管理是

A. 膳食管理
B. 运动管理
C. 高血压患者管理
D. 戒烟管理
E. 体重管理

99. 关某为肺结核患者，按时按量服药，但出现了药物不良反应，此时应

A. 立即转诊，2周内随访
B. 72小时内访视患者
C. 1周内随访
D. 更换药物
E. 继续监督服药

100. 患者，男，25岁。当地县医院中医科医生怀疑其患有精神病。患者母条希望其接受健康管理。依据《严重精神障碍患者健康管理服务规范》要求，村医的正确做法是

A. 向村委会汇报病情
B. 通知派出所和主管民警
C. 请家属签署健康管理知情同意书
D. 暂不纳入严重精神障碍患者健康管理
E. 将患者上报国家严重精神障碍信息系统

101. 患者，男，50岁，精神分裂症患者。近1个月来心悸，腹胀，进食差。医生的进一步检查中不必要的是

A. 腹部B超
B. 转氨酶检查
C. 血常规检查
D. 心电图检查
E. 脑电图检查

102. 患者，男，22岁。近2天来，恶风寒，鼻塞，流清涕，头身疼痛，喷嚏频发，舌淡红，苔薄。其最可能出现的脉象是

A. 虚脉
B. 弦脉
C. 沉脉
D. 细脉
E. 浮脉

103. 患者，女，50岁。心悸，头晕眼花，失眠多梦，健忘，面色淡白，舌淡，脉细无力。其病机是

A. 心气虚
B. 心血虚
C. 心脉痹阻
D. 痰火扰神
E. 心阴虚

104. 患者，男，35岁。近2天来发热，口渴欲饮，面赤，烦躁不宁，大便干结，舌红，苔黄燥，脉数。其临床意义是
   A. 阳虚阴盛
   B. 感受湿邪
   C. 肝气郁结
   D. 阳气亢盛
   E. 气血亏虚

105. 患者，男，32岁。发热10日，身热夜甚，口干少饮，心中烦热，脉细数。其舌象多为
   A. 舌红苔黄腻
   B. 舌红苔黄燥
   C. 舌绛苔少
   D. 舌红苔白干
   E. 舌绛苔黄燥

106. 患者，男，56岁。现症见头晕目涩，胁肋隐痛，面部烘热，潮热盗汗，舌红少苔，脉弦细数。其诊断为
   A. 肝火炽盛证
   B. 肝阴虚证
   C. 肝胆湿热证
   D. 肝阳上亢证
   E. 肝风内动证

107. 患儿，女，15岁。身体矮小，仍未开始性发育，神情恍惚，动作迟缓，舌淡，脉弱。其病机是
   A. 肾气不固
   B. 肾虚水泛
   C. 肾精不足
   D. 肾阳虚
   E. 肾阴虚

108. 患者，男，55岁。因天气骤冷，突发心前区疼痛，胸痛彻背，面色青白，形寒肢冷，舌淡苔白，脉沉紧。其证候是
   A. 痰浊痹阻
   B. 心肾阳衰
   C. 寒凝心脉
   D. 气滞血瘀
   E. 气阴两虚

109. 患者，女，30岁。近1周来呼吸急促似喘，张口抬肩，甚至鼻翼扇动，难以平卧，喉间有哮鸣音。其诊断是
   A. 咳嗽
   B. 喘
   C. 哮
   D. 呕吐
   E. 嗳气

110. 患者，男，65岁。近半年来腹胀纳呆，恶心欲呕，头身困重，渴不多饮，便溏不爽，舌红苔腻，脉濡数。其临床意义是
   A. 食滞胃脘
   B. 胃火炽盛
   C. 脾胃虚弱
   D. 寒湿困脾
   E. 湿热蕴脾

111. 患者，男，32岁。胃脘灼痛拒按，消谷善饥，口臭，大便秘结，舌苔黄，脉滑数。临床诊断最可能是
   A. 寒滞胃脘证
   B. 食滞胃肠证
   C. 胃肠气滞证
   D. 湿热蕴脾证
   E. 胃热炽盛证

112. 患者，女，26岁。月经量过多，面色萎黄，神疲乏力，气短，舌淡，脉细无力。最可能的诊断为
   A. 阴虚火旺证
   B. 脾肺气虚证

C. 心阳虚证

D. 肾阳虚证

E. 脾不统血证

113. 患者，男，27岁。咳声重浊，痰白清稀，兼鼻塞不通，恶寒发热，苔薄白，脉浮紧。其辨证为

A. 风热犯肺证

B. 寒痰阻肺证

C. 风寒犯肺证

D. 肺气虚证

E. 肺阴虚证

114. 患者，女，32岁。失眠多梦，易醒，胆怯心悸，遇事易惊，气短自汗，倦怠乏力，小便清长，舌质淡，脉弦细。治疗应选用的中成药是

A. 归脾丸

B. 龙胆泻肝丸

C. 天王补心丹

D. 复方枣仁胶囊

E. 柴胡疏肝丸

115. 患者，男，34岁。干咳无痰，微恶风寒，口唇干燥，舌红乏津，脉浮数。其辨证为

A. 风热犯肺证

B. 燥邪犯肺证

C. 肺肾阴虚证

D. 寒痰阻肺证

E. 肺脾两虚证

116. 患者，男，50岁。咳嗽喘促，呼多吸少，动则益甚，声低息微，腰膝酸软，舌淡，脉沉细，两尺无力。其病机是

A. 肾气不固

B. 肾虚水泛

C. 肾精不足

D. 肾阳虚

E. 肾阴虚

117. 患儿，10个月。高热烦躁，气急鼻扇，喉中痰鸣，声如拽锯，口唇发绀，舌红，苔黄腻，指纹青紫。其治法是

A. 清热化痰，宣肺止咳

B. 清热解毒，止咳化痰

C. 辛凉开肺，清热化痰

D. 清热活血，泻肺化痰

E. 泻肺镇咳，清热化痰

118. 患者，女，50岁。昨日受凉后出现恶寒，发热，头痛，肢节酸痛，鼻塞声重，流清涕，口不渴，舌苔薄白，脉浮紧。治疗应首选的中成药是

A. 藿香正气胶囊

B. 正柴胡饮颗粒

C. 疏风解毒胶囊

D. 连花清瘟胶囊

E. 银翘解毒丸

119. 患者，男，30岁。咳嗽，气息粗促，痰多色黄，质黏稠，咳吐不爽，胸胁胀满，口干欲饮，大便秘结，舌苔黄腻，脉滑数。其治法是

A. 疏风散寒，宣肺止咳

B. 清热肃肺，豁痰止咳

C. 滋阴润肺，化痰止咳

D. 燥湿化痰，理气止咳

E. 疏风清热，肃肺化痰

120. 患者中风5个月，现遗留语言謇涩。拔罐治疗时除常用主穴外，还应加用的配穴是

A. 大陵

B. 曲泉

C. 太溪

D. 廉泉

E. 曲池

121. 患者头痛连及项背，常有拘急性紧张，舌淡红，苔薄，脉浮紧。治疗应选用的中成药是
    A. 逍遥丸
    B. 归脾丸
    C. 苏合香丸
    D. 川芎茶调丸
    E. 天麻钩藤颗粒

122. 患者胃脘疼痛，胀满拒按，嗳腐吞酸，不思饮食，苔厚腻，脉滑。治疗应首选的中成药是
    A. 良附丸
    B. 胃苏颗粒
    C. 保和丸
    D. 附子理中丸
    E. 温胃舒颗粒

123. 患者两腿腘窝皮疹瘙痒3年，反复发作。现两腿各有一元硬币大小的皮损，肥厚，暗红，界清，有少量糜烂、渗出和抓痕，舌淡，苔白，脉弦细。其证候是
    A. 风热肠燥证
    B. 脾胃虚弱证
    C. 湿热蕴肤证
    D. 血虚风燥证
    E. 阴虚内热证

124. 患者眩晕时作，动则加剧，遇劳则发，面色少华，神疲懒言，舌淡，脉细。治疗应选用的中成药是
    A. 天麻钩藤丸
    B. 养血清脑颗粒
    C. 川芎茶调散
    D. 脑安胶囊
    E. 归脾丸

125. 患者胁肋隐痛，遇劳加重，口干咽燥，心中烦热，头晕目眩，舌红少苔，脉弦细数。其治法为
    A. 疏肝解郁，理气止痛
    B. 平肝潜阳，行气止痛
    C. 疏风清热，和络止痛
    D. 祛瘀通络
    E. 养阴柔肝

126. 患者腹泻2天，泻下急迫，大便黄褐，气味臭秽，烦热口渴，小便短黄，舌红苔黄腻，脉滑数。其辨证是
    A. 食滞肠胃证
    B. 湿热伤中证
    C. 寒湿内盛证
    D. 脾肾阴虚证
    E. 肝气乘脾证

127. 患者腰部隐痛反复发作3年，酸软无力，伴心烦失眠，口燥咽干，面色潮红，手足心热，舌红少苔，脉细数。其诊断为
    A. 肾阴虚腰痛
    B. 肾阳虚腰痛
    C. 寒湿腰痛
    D. 湿热腰痛
    E. 瘀血腰痛

128. 患者，女，54岁。肩关节活动受限，主动和被动外展、后伸、上举等功能明显受限，常因感受风寒而加重。下列刺络拔罐治疗方法中正确的是
    A. 用皮肤针在肩部压痛点叩刺，使大量出血，加拔罐
    B. 用三棱针在肩部压痛点叩刺，使少量出血，加拔罐
    C. 用皮肤针在肩部压痛点叩刺，使少量出血，加拔罐
    D. 用三棱针在肩部压痛点叩刺，使大量出血，加拔罐

E. 用皮肤针在肩部针刺，使少量出血，加拔罐

129. 患者经期小腹冷痛，得热痛减，月经推后，量少，色暗有块，面色青白，肢冷畏寒，舌暗苔白，脉沉紧。治疗应首选的中成药是
A. 血府逐瘀胶囊
B. 少腹逐瘀颗粒
C. 加味逍遥丸
D. 艾附暖宫丸
E. 左归丸

A3 型题

答题说明

每个案例下设若干道试题。请根据试题所提供的信息，在每一道试题下面的 A、B、C、D、E 五个备选答案中选择一个最佳答案，并在答题卡上将相应题号的相应字母所属的方框涂黑。

(130~131 题共用题干)

某村初中有 300 名学生。2018 年 3 月 20 日至 24 日，出现发热、耳下腮部肿胀疼痛等症状的学生 60 人，其中 48 人诊断为流行性腮腺炎。

130. 该初中流行性腮腺炎传播的主要方式是
A. 血液传播
B. 呼吸道传播
C. 虫媒传播
D. 体液传播
E. 垂直传播

131. 本案例中的流行性腮腺炎疫情性质是
A. 散发
B. 聚集
C. 暴发
D. 流行
E. 大流行

(132~133 题共用题干)

吴某，男，3 周岁。身体健康，体格生长发育正常。

132. 吴某的身高约为
A. 90cm
B. 95cm
C. 100cm
D. 104cm
E. 108cm

133. 吴某的体重约为
A. 10~11kg
B. 11~12kg
C. 13~14kg
D. 15~16kg
E. 17~18kg

(134~135 题共用题干)

患者，女，35 岁。精神分裂症患者。系统治疗，病情平稳，服药无不适，每 3 个月随访 1 次。最近 1 次随访：身高 160cm，体重 50kg，无精神症状，自知力存在，每周参加 2 次康复活动，担心服用抗精神病药后身体发胖，自行停药 2 周。

134. 该患者近 3 个月的服药依从性和药物反应情况为
A. 规律服药，有不良反应
B. 间断服药，无不良反应
C. 规律服药，无不良反应
D. 间断服药，有不良反应
E. 不服药，有不良反应

135. 村医在此次随访中的处理措施，不必要

的是
- A. 为患者家属提供心理支持
- B. 将患者转诊至上级医院
- C. 鼓励患者坚持服药治疗
- D. 安排3个月后随访
- E. 指导患者社交技能

(136~138题共用题干)

李某，男，75岁。春天花粉较多时，易出现咽痒、鼻塞、喷嚏等症状。

136. 李某的体质为
- A. 气虚质
- B. 阳虚质
- C. 阴虚质
- D. 痰湿质
- E. 特禀质

137. 李某这种体质的发病倾向为
- A. 易患不寐、郁证等
- B. 易患胸痹、癥瘕、痛证、血证等
- C. 易患哮喘、荨麻疹、过敏性鼻炎及药物过敏等
- D. 易患皮肤湿疹、疮疖、口疮、黄疸等
- E. 易患便秘、燥证、消渴等

138. 在过敏性疾病易发期，为延缓发作可采取的中医干预措施是
- A. 开展食疗
- B. 指导运动训练
- C. 发放板蓝根等中药煎水服用
- D. 情志调摄
- E. 中药熏鼻、喷喉

(139~141题共用题干)

患者，女，39岁。半年来因劳累带下色白量多，腰酸作痛，肢体沉重，纳呆思睡。近半月来带下色黄腥臭，口微渴，尿黄而频，苔薄黄而腻，脉滑数。

139. 根据其临床表现，可确诊为带下病的哪种证型
- A. 肾阳虚证
- B. 肾阴虚证
- C. 脾阳虚证
- D. 湿热下注证
- E. 阴阳两虚证

140. 宜选用的治法是
- A. 温肾健脾，固涩止带
- B. 温补肝肾，固涩止带
- C. 温肾培元，固涩止带
- D. 清热利湿，解毒杀虫
- E. 温补肾阳，固涩止带

141. 治疗应首选的中成药是
- A. 艾附暖宫丸
- B. 知柏地黄丸
- C. 花红颗粒
- D. 止带丸
- E. 完带丸

(142~143题共用题干)

患者，男，64岁。近2年来经常心悸，容易疲劳，自汗、盗汗，咽干口燥，劳累后症状较明显，舌淡红，有裂纹，脉细数。诊断为心悸。

142. 根据患者的临床表现，可以判断为哪种证型
- A. 气虚血瘀证
- B. 气滞血瘀证
- C. 气滞血虚证
- D. 气阴两亏证
- E. 气血两虚证

143. 治疗应选用的中成药是
- A. 补中益气丸
- B. 复方丹参滴丸
- C. 归脾丸
- D. 生脉饮

E. 四神丸

(144～146题共用题干)

患儿，2岁。半年来经常泄泻，质稀如水，形体消瘦，精神萎靡，面色萎黄，舌淡，指纹淡。

144. 其证候属于
    A. 风寒证
    B. 湿热证
    C. 伤食证
    D. 脾虚证
    E. 肾虚证

145. 其治法为
    A. 健脾益气，升提止泻
    B. 健脾温阳，助运止泻
    C. 补肾滋阴，平肝降火
    D. 温补脾肾，固涩止泻
    E. 回阳救逆固脱

146. 若用推拿法治疗，不应使用的手法是
    A. 摩腹
    B. 捏脊
    C. 补脾土
    D. 清小肠
    E. 推三关

(147～148题共用题干)

患者，女，32岁。2个月前受凉后出现四肢关节疼痛，游走不定，关节屈伸不利，起病初期曾有恶风、发热，纳可，二便调，舌淡红，苔薄白，脉浮紧。

147. 该患者可诊断为
    A. 痛痹
    B. 行痹
    C. 热痹
    D. 着痹
    E. 中风

148. 宜选用的中成药是
    A. 九味羌活丸
    B. 小活络丸
    C. 木瓜丸
    D. 防风通圣丸
    E. 正清风痛宁片

(149～150题共用题干)

患者，女，32岁。平素形体消瘦，性情急躁，突发胁肋胀痛，走窜不定，舌红，苔薄白，脉弦。

149. 治疗宜选用的中成药是
    A. 逍遥丸
    B. 木瓜丸
    C. 小活络丸
    D. 六味地黄丸
    E. 血府逐瘀胶囊

150. 该中成药不含有的药物是
    A. 柴胡
    B. 白术
    C. 当归
    D. 山药
    E. 薄荷

试卷标识码：

乡村全科执业助理医师资格考试
考前冲刺密卷（二）

第一单元

考生姓名：_____
准考证号：_____
考　　点：_____
考 场 号：_____

A1 型题

> **答题说明**
> 每一道试题下面有 A、B、C、D、E 五个备选答案。请从中选择一个最佳答案，并在答题卡上将相应题号的相应字母所属的方框涂黑。

1. 中医学著作中有"天人合一""天人相应"的观点，反映了哪一种医学模式
   A. 自然哲学医学模式
   B. 机械论医学模式
   C. 神灵主义医学模式
   D. 生物医学模式
   E. 生物 – 心理 – 社会医学模式

2. 人际和谐的表现，不包括
   A. 乐于与人交往
   B. 在交往中保持独立而完整的人格
   C. 能客观评价别人，取人之长补己之短
   D. 人格的各个结构要求不存在明显的缺陷与偏差
   E. 交往中积极态度多于消极态度

3. 下列不属于医学伦理的基本原则的是
   A. 尊重原则
   B. 不伤害原则
   C. 互利原则
   D. 公正原则
   E. 有利原则

4. 对于昏迷、休克的病患，宜采取的医患关系模式是
   A. 主动 – 被动型
   B. 被动 – 合作型
   C. 指导 – 合作型
   D. 共同参与型
   E. 主动 – 指导型

5. 下列不属于患者的道德权利的是
   A. 知情同意权
   B. 隐私保护权
   C. 平等医疗权
   D. 利益交易权
   E. 损害索赔权

6. 药物治疗的伦理要求不包括
   A. 对症下药，剂量安全
   B. 合理配伍，细致观察
   C. 节约费用，公正分配
   D. 严格用药，避免滥用
   E. 耐心倾听，正确引导

7. 孕产妇健康管理服务中的伦理要求，不包括
   A. 提高业务能力，赢得公众信任
   B. 加强健康教育，提高孕产妇的健康意识
   C. 尊重孕产妇，注意保护隐私
   D. 关心和帮助老年人
   E. 提高认识，重视孕产妇保健工作

8. 医疗卫生机构在突发事件发生时的应急措施，不包括
   A. 提供医疗救治
   B. 防止交叉感染和污染
   C. 采取医学观察措施
   D. 拒绝收治，直接予以隔离
   E. 依法报告

9. 下列关于医疗事故处理的说法，错误的是
   A. 患者有权复印其门诊病历、化验单等检查资料
   B. 医生因抢救急危患者，未能及时书写病历的，有关医务人员应当在抢救结束后6小时内据实补记

C. 严禁涂改、伪造病历资料

D. 发生医疗事故时，患者的病程记录等应在医患双方在场的情况下封存和启封

E. 待医师修改完以往病例，再进行封存

10. 根据《处方管理办法》，下列不符合处方书写规定的是
    A. 每张处方仅限1名患者的用药
    B. 字迹清楚，不得涂改
    C. 药品名称应使用规范的中文名称书写，不得使用自行编制的缩写名称或代号
    D. 西药和中成药可以开具一张处方，每张处方不得超过6种药物
    E. 药品用量应当按照药品说明书规定的常用量使用，特殊情况需超量使用时，应注明并再次签名

11. 根据《处方管理办法》规定，处方一般不得超过多少日用量
    A. 1
    B. 3
    C. 5
    D. 7
    E. 14

12. 《母婴保健法》规定，从事婚前医学检查、施行结扎手术和终止妊娠手术的人员，必须经过哪个部门考核，并取得相应的合格证书
    A. 国家卫生行政部门
    B. 省级卫生行政部门
    C. 市级以上卫生行政部门
    D. 县级以上卫生行政部门
    E. 乡镇卫生行政部门

13. 医师在执业活动中应当履行的义务是
    A. 参加专业培训

B. 从事医学研究
C. 宣传卫生保健知识
D. 参与所在机构的民主管理
E. 参加医师协会和专业学术团体

14. 尸检应当经谁同意并签字
    A. 院方领导
    B. 死者近亲属
    C. 主管医师
    D. 科室主任
    E. 患者工作单位领导

15. 医疗机构工作人员上岗工作，必须佩带
    A. 载有本人姓名、专业和年龄的标牌
    B. 载有本人姓名、职务或职称的标牌
    C. 载有本人姓名、性别和专业的标牌
    D. 载有本人姓名、职称及科室的标牌
    E. 载有本人姓名、专业和职务的标牌

16. 医疗机构按照规定，对使用后的一次性医疗器具和容易致人损伤的医疗废物，应当
    A. 上交
    B. 废弃
    C. 消毒并做毁形处理
    D. 深埋
    E. 消毒后继续使用

17. 目前，不属于国家重大公共卫生服务项目的是
    A. 农村改水改厕
    B. 中医药健康管理
    C. 农村孕产妇住院分娩
    D. 贫困白内障患者复明
    E. 艾滋病等重大疾病防控

18. 家庭医生签约服务的重点签约人群，不包括
    A. 老年人

B. 孕产妇

C. 儿童

D. 残疾人

E. 精神及身体健康的中年人

19. 下列各项不属于中医预防与养生保健服务的基本原则的是
    A. 天人相应，顺应自然
    B. 冬病夏治，夏病冬治
    C. 重视先兆，防微杜渐
    D. 形神合一，形神共养
    E. 动静互涵，协调平衡

20. 在流感易发季节为预防流感的发病可采取的中医干预措施是
    A. 情志调摄
    B. 中药熏鼻、喷喉
    C. 发放板蓝根等中药煎水服用
    D. 开展食疗
    E. 指导运动训练

21. 产后应忌食的是
    A. 鲫鱼
    B. 羊肉
    C. 山药
    D. 辣椒
    E. 醪糟

22. 计算某年某病的发病率，其分子为
    A. 当年该病的所有病例数
    B. 当年该病的新发病例数
    C. 当年该病的治疗病例数
    D. 当年该病的死亡病例数
    E. 当年该病的已治愈病例数

23. 下列哪项不是疾病时间分布的变化形式
    A. 周期性
    B. 长期变异
    C. 短期波动

D. 流行

E. 季节性

24. 以下哪些属于描述疾病流行强度的术语
    A. 散发、暴发、流行、大流行
    B. 流行、暴发、季节性、短期波动
    C. 季节性、周期性、短期波动
    D. 季节性、周期性、长期趋势
    E. 暴发、流行、长期趋势

25. 健康教育的核心是
    A. 提高健康素养
    B. 建立健康信念
    C. 提高健康知识水平
    D. 树立健康观念
    E. 建立健康行为

26. 在禁烟的公共场所吸烟的行为属于
    A. 致病行为模式
    B. 不良疾病行为
    C. 预警行为
    D. 不良生活方式与习惯
    E. 违反社会法律、道德的危害健康行为

27. 关于高血压的健康教育内容，不正确的是
    A. 提倡高强度体育运动
    B. 增加新鲜蔬菜和水果摄入
    C. 限制能量摄入，控制体重
    D. 禁止吸烟、控制饮酒
    E. 限制钠盐摄入

28. 关于糖尿病的干预措施，不正确的是
    A. 提倡进行适宜的运动
    B. 定期监测血糖和尿糖
    C. 控制饮食和体重
    D. 定期检查眼底、眼压
    E. 提倡用热水泡脚

29. 艾滋病的传播途径不包括
    A. 性传播
    B. 输血、使用血制品
    C. 静脉注射
    D. 母婴传播
    E. 拥抱、握手、咳嗽、打喷嚏

30. 下列关于吸烟对健康的危害的说法，错误的是
    A. 吸烟是肺癌的最主要病因
    B. 吸烟是冠心病的主要危险因素
    C. 吸烟与口腔、喉、食管癌的发病密切相关
    D. 80%～90%的慢性阻塞性肺疾病由吸烟引起
    E. 吸烟与膀胱癌、胃癌、胰腺癌等癌症无关

31. 每个机构每年最少更换几次健康教育宣传栏的内容
    A. 2
    B. 4
    C. 6
    D. 8
    E. 10

32. 传染病流行必备的三个基本环节是
    A. 病原体、传播途径、易感人群
    B. 病原体、社会因素、外环境
    C. 传染源、传播途径、易感人群
    D. 人体、病原体、外环境
    E. 人体、病原体、社会因素

33. 影响和制约疾病流行的两因素指的是
    A. 地理因素、社会因素
    B. 气候因素、卫生因素
    C. 社会因素、气候因素
    D. 自然因素、社会因素
    E. 自然因素、气候因素

34. 下列不属于乙类传染病的是
    A. 艾滋病
    B. 肺结核
    C. 猩红热
    D. 霍乱
    E. 伤寒

35. 虽为乙类传染病，但需按甲类管理的是
    A. 登革热
    B. 肺炭疽
    C. 流血性出血热
    D. 流行性脑脊髓膜炎
    E. 肺结核

36. 下列属于非感染性发热的疾病是
    A. 疟疾
    B. 风湿热
    C. 急性阑尾炎
    D. 急性胆囊炎
    E. 急性肾盂肾炎

37. 关于水肿，下列描述不正确的是
    A. 心源性水肿常从机体下垂部位开始
    B. 肝源性水肿以腹水为主要表现
    C. 肾源性水肿常伴有高血压
    D. 营养不良性水肿先消瘦后水肿
    E. 甲状腺功能低下可引起凹陷性水肿

38. 缺铁性吞咽困难患者的治疗方案是
    A. 抗感染治疗
    B. 补充铁剂及B族维生素
    C. 手术治疗
    D. 抑酸治疗
    E. 应用糖皮质激素治疗

39. 混合性呼吸困难见于
    A. 气管异物
    B. 慢性支气管炎
    C. 重症肺炎

D. 急性喉炎

E. 支气管哮喘

40. 引起恶心、呕吐的常见病因，不包括
    A. 急性胃炎
    B. 结肠息肉
    C. 脑出血
    D. 急性阑尾炎
    E. 急性胰腺炎

41. 关于头痛，下列说法错误的是
    A. 偏头痛及丛集性头痛多在一侧
    B. 高血压引起的头痛多在额部或整个头部
    C. 蛛网膜下腔出血除头痛外尚有颈痛
    D. 三叉神经痛、偏头痛及脑膜刺激征的疼痛最为剧烈
    E. 鼻源性疼痛多呈电击样痛

42. 慢性阻塞性肺疾病（COPD）的临床症状，不包括
    A. 慢性咳嗽
    B. 咳痰
    C. 呼吸困难
    D. 喘息、胸闷
    E. 咳粉红色泡沫痰

43. 疱疹性咽峡炎的病原菌是
    A. 溶血性链球菌
    B. 柯萨奇病毒 A 组
    C. 金黄色葡萄球菌
    D. 克雷伯菌
    E. 念珠菌

44. 确诊消化性溃疡首选的检查方法是
    A. 胃镜
    B. X 线钡餐
    C. 血常规
    D. 粪隐血

E. B 超

45. 抗癫痫药物的使用原则，不包括
    A. 根据类型选择药物
    B. 尽可能使用两种或多种药物
    C. 规则用药
    D. 个体化用药
    E. 禁止突然停药

46. 由头颅旋转引起眩晕的是
    A. 神经根型颈椎病
    B. 脊髓型颈椎病
    C. 椎动脉型颈椎病
    D. 脑出血
    E. 脑梗死

47. 关于小儿先天性心脏病，下列说法错误的是
    A. 房间隔缺损<3mm 的多在 3 个月内自然闭合
    B. 室间隔缺损的自然闭合率可达 30% 左右
    C. 房间隔缺损>8mm 的多在 1 年内自然闭合
    D. 动脉导管未闭多在生后 10～15 小时内在功能上关闭
    E. 法洛四联症的内科治疗应鼓励经常饮水

48. 降低小儿急性腹泻病死率的关键是
    A. 抗生素治疗
    B. 合理的液体疗法
    C. 调整饮食
    D. 加强护理
    E. 利尿

49. 维生素 D 缺乏性佝偻病的临床分期为
    A. 初期、中期、后期
    B. 早期、中期、晚期

C. 初期、高峰期、恢复期
D. 初期、激期、恢复期、后遗症期
E. 以上都不是

50. 足月儿生理性黄疸，血清总胆红素的峰值一般不超过
    A. 234.7μmol/L
    B. 221μmol/L
    C. 257μmo1/L
    D. 307.8μmol/L
    E. 342.0μmol/L

51. 关于小儿热性惊厥，下列说法错误的是
    A. 单纯型热性惊厥多发生在6个月~5岁，5岁后少见
    B. 复杂型热性惊厥一次惊厥发作持续在15分钟以上
    C. 应保持安静，禁止一切不必要的刺激
    D. 控制惊厥首选肾上腺素
    E. 应注意补充足够的营养与液体

52. 幼儿急疹发热与出疹的关系是
    A. 发热数小时~1天出疹
    B. 发热1~2天出疹
    C. 发热3~4天出疹，出疹时发热更高
    D. 发热3~5天出疹，疹出热退
    E. 发热与出疹无明显关系

53. 下列关于风疹的描述，错误的是
    A. 多见于1~5岁儿童，以城市为主
    B. 传染期为发病前5~7天和发病后3~5天
    C. 一般病情较轻，病程短，预后良好
    D. 耳后、枕部淋巴结肿大
    E. 高热3~5天后出现皮疹

54. 下列四种发疹性疾病中，白细胞增高的是
    A. 麻疹

B. 风疹
C. 猩红热
D. 幼儿急疹
E. 以上都是

55. 下列不属于乙肝传播途径的是
    A. 性传播
    B. 消化道传播
    C. 血液传播
    D. 血液制品传播
    E. 母婴传播

56. 诊断病毒性肝炎最可靠的依据是
    A. 发病季节
    B. 起病方式
    C. 症状及体征
    D. 接触史
    E. 病原学及肝功能检查

57. 不支持流行性脑脊髓膜炎诊断的脑脊液检查是
    A. 外观浑浊，呈脓性
    B. 蛋白质含量高
    C. 白细胞数 $<0.5 \times 10^9/L$，以单核细胞为主
    D. 葡萄糖含量明显减少
    E. 氯化物含量减少

58. 下列关于狂犬病疫苗接种程序的描述，正确的是
    A. 一般咬伤于0、3、7、14和28天各注射狂犬病疫苗1个剂量
    B. 注射当天剂量加倍，3、7、14和30天各注射狂犬病疫苗1个剂量
    C. 于0、4、8、16和28天各注射狂犬病疫苗1个剂量
    D. 2岁以下儿童每针次均接种狂犬病疫苗0.5个剂量
    E. 暴露前预防适用于所有人群

59. 下述哪项不是艾滋病的主要传播途径
    A. 性接触
    B. 注射及输血和血制品
    C. 母婴传播
    D. 器官移植
    E. 消化道传播

60. 下列不属于鼻炎分类的是
    A. 急性鼻炎
    B. 慢性鼻炎
    C. 鼻窦炎
    D. 变应性鼻炎
    E. 萎缩性鼻炎

61. 鹅掌风是
    A. 头癣
    B. 体癣
    C. 股癣
    D. 手癣
    E. 足癣

62. 面部"危险三角区"的疖肿最危险的并发症是
    A. 眼球感染
    B. 面部蜂窝织炎
    C. 颅内感染
    D. 窒息
    E. 过敏性休克

63. 内痔的好发部位是
    A. 截石位3、7、11点
    B. 截石位3、6、9点
    C. 截石位3、9、12点
    D. 截石位3、6、12点
    E. 截石位3、7、10点

64. 目前发病率居恶性肿瘤首位的是
    A. 胃癌
    B. 直肠癌
    C. 乳腺癌
    D. 肺癌
    E. 食管癌

65. 下列药物中可引起核黄疸的是
    A. 四环素类
    B. 氯霉素类
    C. 大环内酯类
    D. 磺胺类
    E. 青霉素类

66. 关于老年人合理用药的原则，下列说法错误的是
    A. 对于老年人，除急症或器质性病变外，应尽量少使用药物
    B. 当老年患者必须进行药物治疗时，应用最少的药物和最小的有效剂量
    C. 老年人用药应从小剂量开始
    D. 选用简便的服用方法对老年人更有益
    E. 尽量使用服药间隔不规则的药物

67. 使用肝素的不良反应主要是
    A. 心悸
    B. 支气管痉挛
    C. 自发性出血
    D. 耳毒性
    E. 肾毒性

68. 一般心肺复苏的正确步骤是
    A. 通畅气道→建立呼吸→循环支持→药物治疗
    B. 建立呼吸→通畅气道→胸外心脏按压
    C. 先口对口人工呼吸→再胸外心脏按压→心腔内注射药物
    D. 先胸外按压恢复心跳→再口对口呼吸及药物治疗
    E. 胸外心脏按压→通畅气道→建立呼吸

69. 对口服有机磷农药中毒患者，清除其未

被吸收毒物的首要方法是

A. 催吐和洗胃

B. 利尿和导泻

C. 腹膜透析

D. 血液净化

E. 静注50%葡萄糖溶液

70. 下列不属于重症中暑的是

A. 先兆中暑

B. 热痉挛

C. 热衰竭

D. 日射病

E. 热射病

71. Ⅱ度烧伤面积为15%，属于

A. 轻度烧伤

B. 轻度烧伤与中度烧伤之间

C. 中度烧伤

D. 重度烧伤

E. 特重度烧伤

A2 型题

答题说明

每一道试题是以一个小案例出现的，其下面有 A、B、C、D、E 五个备选答案。请从中选择一个最佳答案，并在答题卡上将相应题号的相应字母所属的方框涂黑。

72. 患者，女，72岁。因消化性溃疡到医院就诊。医生为患者开出处方和化验单。因医嘱内容较多，为了更好地帮助患者记住医嘱要求，医生采取的措施不恰当的是

A. 将医嘱内容进行归纳

B. 重要的医嘱首先提出

C. 请患者离开前复述医嘱

D. 尽量使用专业术语叙述医嘱

E. 明确、具体地提出患者需进行的配合

73. 一位心理医生参加一户外活动时，遇到自己曾经的患者，但此心理医生却装作不认识。此医生遵循的是

A. 真诚原则

B. 保密原则

C. 回避原则

D. "中立"原则

E. 利益原则

74. 患者，女，37岁。因与婆婆发生争执而心情郁闷，到村卫生室就诊。患者见到医生后开始抱怨，诉说自己生活中的种种不易。医生没有太多地打断，结束时该女士感到舒服多了。医生此次主要采用的心理咨询手段是

A. 宣泄

B. 领悟

C. 改变认知

D. 增强自信心

E. 强化自我控制

75. 患者，男，68岁。因头痛、头晕到乡卫生院就诊。医生考虑患者有患脑血管病的可能，建议他去县医院做头颅CT检查，但患者嫌路远、费用贵。在劝说患者转诊的言语沟通中，最能体现医生同感技巧的表述是

A. 你想去就去，不想去就别去

B. 叫你儿子陪你去，让他花钱

C. 我可是为你好，去不去你自己考虑

D. 现在买件好衣服都比做CT贵，别舍不得花钱了

E. 我听出来你对去县医院检查花钱多有很大担心

76. 医生为患者做体格检查时，动作粗暴，且长时间检查一个部位，并让患者频繁改换体位，导致患者紧张焦虑，感觉不适。医生违背的伦理要求是
    A. 全神贯注，语言得当
    B. 耐性倾听，正确引导
    C. 节约费用，公正分配
    D. 关心体贴，减少痛苦
    E. 合理配伍，细致观察

77. 医生尹某，因抢救急危患者，未能及时书写病历。他应当在抢救结束后多少小时内据实补记，并加以注明
    A. 2
    B. 4
    C. 6
    D. 8
    E. 10

78. 某人在医院以师承方式进行中医学习已近5年，他想从事中医医疗活动，需具备的条件是
    A. 证明学习满5年即可
    B. 通过医院考核
    C. 患者评议良好
    D. 通过资格考核并注册取得执业证书
    E. 通过市级考核

79. 某乡村药厂，在某药品中擅自添加着色剂和防腐剂，则该药厂生产的这种药品为
    A. 假药
    B. 不合格药品
    C. 劣药
    D. 被污染药品
    E. 不符合药品规定药品

80. 苏某，在麻疹流行期间主动接受预防注射，属于
    A. 第一级预防措施
    B. 第二级预防措施
    C. 第三级预防措施
    D. 第一、二级预防措施
    E. 第二、三级预防措施

81. 患者产后出现腰酸、腰痛、不能久站，可服用的药膳是
    A. 山药扁豆粳米粥
    B. 猪腰子菜末粥
    C. 当归生姜羊肉汤
    D. 益母草红糖水
    E. 醪糟

82. 李某，在统计工作中，负责根据研究目的和设计的要求，准确获取可靠的原始资料，则其负责的是统计工作中的哪一步
    A. 统计设计
    B. 收集资料
    C. 整理资料
    D. 分析资料
    E. 总结输出

83. 某市统计了该市2014年以及前3年的流感发病率的相关情况，其中2014年流感发病率为14%，前3年的流感发病率为13%，基本无差别。此种流行强度被称为
    A. 一般
    B. 散发
    C. 大流行
    D. 流行
    E. 暴发

84. 李某，女，25岁。结婚1年，因计划备孕，到乡卫生所咨询。以下村医告知她的孕前注意要点中错误的是
    A. 避孕药停服半年、取节育器半年方可怀孕

B. 从孕前1个月开始，建议每天口服叶酸0.4mg
C. 尽量少化妆，不染发，不烫发
D. 生活规律，做力所能及的运动
E. 女性若患肝炎、肾炎、结核、心脏病等重要脏器疾病，应暂时避孕

85. 某村地处偏僻，村民的文化水平较低，卫生常识欠缺，甚至存在很多认识误区。乡村医生为了有针对性地开展产妇健康管理，最恰当的健康教育方式是
A. 同伴教育
B. 电话访问
C. 入户面对面教育
D. 发放健康指导手册
E. 门诊个体健康教育

86. 李某在驾车过程中使用安全带，在遭遇车祸后，他积极进行自救和他救。李某的行为属于
A. 预警行为
B. 不良疾病行为
C. 基本健康行为
D. 避开环境危害行为
E. 违反社会道德的行为

87. 患者，女，35岁。体重70kg，身高160cm，腰围88m，喜欢吃油腻的食物，不爱运动。对她的健康指导，正确的是
A. 保持原有饮食习惯，适当增加运动
B. 低脂饮食，适当运动，保持目前体重
C. 不吃肉，多运动，减少腹部脂肪
D. 增加蔬菜摄入，保持目前体重
E. 低脂饮食，多运动，减轻体重

88. 某镇卫生院收治了镇中心小学30名食物中毒的学生，在采取一系列紧急救治措施的同时，按规定的时限向县卫生行政部门进行了报告。该时限是

A. 1小时
B. 2小时
C. 3小时
D. 4小时
E. 5小时

89. 患者，男，30岁。发热伴胸痛，咳嗽，体温持续在40℃5日，24小时内体温上下波动不超过1℃。其发热的热型应是
A. 波状热
B. 弛张热
C. 间歇热
D. 稽留热
E. 不规则热

90. 患者意识完全丧失，全身肌肉松弛，角膜反射消失，其意识障碍的程度为
A. 嗜睡
B. 昏睡
C. 浅昏迷
D. 深昏迷
E. 意识模糊

91. 患者，男，24岁。双眼刺痛、痒、异物感1天。查体：双眼结膜充血，结膜囊内见脓性分泌物。分泌物涂片显示多形核白细胞占多数。患者近期经常熬夜，并有揉眼睛的习惯，其最可能的诊断是
A. 细菌性结膜炎
B. 病毒性结膜炎
C. 疱疹性结膜炎
D. 过敏性结膜炎
E. 刺激性结膜炎

92. 患者，女，18岁。2个月内4次出现进食时口腔疼痛。查体：唇、颊、舌黏膜有多个直径小于5mm的溃疡，呈圆形或椭圆形，散在分布。最可能的诊断是
A. 口腔癌

B. 慢性唇炎
C. 复发性口疮
D. 口腔黏膜白斑
E. 念珠菌性口炎

93. 患者，男，66岁。心悸3天来医院就诊。既往有高血压病史20年。查体：脉搏90次/分，血压140/66mmHg，双肺听诊未见异常，心率130次/分，第一心音强弱不等，心律绝对不规整。导致患者心悸最可能的原因是
   A. 房性早搏
   B. 室性早搏
   C. 心房颤动
   D. 心动过速
   E. 房室传导阻滞

94. 患者，男，56岁。反复血尿3个月，血尿多在排尿结束前出现，为鲜红色，无血块排出，伴有轻微尿痛。引起该患者血尿的病变部位最可能在
   A. 肾脏
   B. 输尿管
   C. 前尿道
   D. 膀胱顶部
   E. 膀胱三角区或后尿道

95. 患者，女，30岁。近3年来多次于情绪激动或生气后出现四肢抽搐，伴颈后仰、双眼紧闭、咬牙及过度换气，每次抽搐持续数分钟至数小时不等，发作时无舌咬伤、大小便失禁。头颅CT及脑电图检查未发现异常。最可能的诊断是
   A. 短暂性脑缺血发作
   B. 低血糖症
   C. 癫痫发作
   D. 低钙血症
   E. 癔症

96. 患者，男，45岁。误食富含亚硝酸盐的食物后出现全身皮肤黏膜发绀，伴胸闷、头晕、恶心半天。既往体健。该患者发绀最可能的原因是
   A. 支气管哮喘
   B. 高铁血红蛋白血症
   C. 体循环淤血
   D. 急性肺栓塞
   E. 急性呼吸衰竭

97. 患者，男，66岁。咳嗽、气短伴发热3天。咳黄痰，痰中带血且量较多，呈胶冻状。给予头孢菌素抗感染治疗3天，效果不佳。查体：体温39℃，口唇发绀。乡村医生目前应采取的措施是
   A. 加用激素类药物
   B. 复查胸部X线片
   C. 改用喹诺酮类药物
   D. 转至上级医院诊治
   E. 行痰培养和药敏试验

98. 患者，男，45岁。发现血压升高2周，连续3天门诊测量血压均为180/110mmHg左右，无不适感觉。既往无慢性病史。下述处理中不正确的是
   A. 做心电图
   B. 查尿常规
   C. 全身体格检查
   D. 查血、电解质、肾功能
   E. 暂时不使用降压药物

99. 患者，男，56岁。2年前因上腹隐痛反复发作于当地医院就诊，胃镜检查后诊断为慢性萎缩性胃炎伴重度不典型增生。该病发展的最严重结局是
   A. 胃癌
   B. 胃溃疡
   C. 恶性贫血
   D. 胃泌素瘤

E. 消化吸收不良

100. 患者，女，16岁。经期腹痛2年，行经第1~2天疼痛最重，伴恶心、呕吐，口服布洛芬后好转，经后腹痛逐渐消失。最可能的诊断是
   A. 慢性盆腔炎
   B. 原发性痛经
   C. 子宫腺肌病
   D. 结核性盆腔炎
   E. 子宫内膜异位症

101. 患者，男，56岁。体检发现血脂异常1个月。既往无糖尿病、冠心病、脑卒中等病史。吸烟20年，约20支/天；饮酒10余年，约2两/天。体重指数（BMI）26，本次就诊时查血压130/80mmHg。血生化检验：血总胆固醇（TC）6.22mmol/L，低密度脂蛋白（LDL-C）4.14mmol/L。目前进行的健康指导中不恰当的是
   A. 戒烟限酒
   B. 减轻体重
   C. 有氧运动
   D. 服用保健品
   E. 低盐低脂饮食

102. 患儿，女，1岁。夜间烦吵、多汗数月。查体：前囟2cm×2cm，方颅，肋骨串珠明显。血钙磷乘积下降，碱性磷酸酶升高。应诊断为
   A. 佝偻病活动初期
   B. 佝偻病激期
   C. 佝偻病恢复期
   D. 佝偻病后遗症期
   E. 健康儿

103. 患儿，男，5岁。发热、咳嗽2天，出现皮疹，初为斑疹和丘疹，继之变为透明饱满的水疱，后渐转浑浊，呈脓疱样外观，后结痂，伴明显痒感。最可能的诊断是
   A. 麻疹
   B. 风疹
   C. 猩红热
   D. 幼儿急疹
   E. 水痘

104. 患者，女，23岁。外生殖器及肛门出现疣状赘生物，色灰，质柔软，表面秽浊潮湿，触之易出血，恶臭。可诊断为
   A. 淋病
   B. 梅毒
   C. 尖锐湿疣
   D. 生殖器疱疹
   E. 膀胱炎

105. 患者，女，30岁。患接触性皮炎，其外用药物的使用原则是
   A. 以灭菌、止痒、止痛为主
   B. 以脱敏、止痒为主
   C. 以抗菌、止痒为主
   D. 以抗菌、止痛为主
   E. 以消炎、止痒、预防感染为主

106. 患者，男，58岁。长期吸烟，最近出现咳嗽、咳痰，痰中带血丝，右侧胸痛，消瘦。X线提示：右侧肺门类圆形阴影，边缘毛糙。为进一步明确诊断，应选择的检查是
   A. 生化检查
   B. 肿瘤标志物检查
   C. 痰培养＋药敏试验
   D. 纤维支气管镜检查
   E. 血常规检查

107. 患者，男，25岁。因汽车撞击致骨盆、膀胱破裂。查体：面色苍白，呼吸急促，四肢厥冷，烦躁不安，血压90/70

mmHg（12/9.3kPa），心率150次/分，脉细数。应首先考虑的诊断是
A. 创伤性休克
B. 感染性休克
C. 神经源性休克
D. 心源性休克
E. 失液性休克

108. 患者，男，35岁。反复气胸，胸腔闭式引流插管部位应选在
A. 患侧锁骨中线第2肋间
B. 患侧锁骨中线第4肋间
C. 患侧腋前线第7肋间
D. 健侧腋后线第7肋间
E. 健侧腋后线第8肋间

109. 患者，男，30岁。入院3天。头部受伤后立即昏迷，10分钟后清醒，有呕吐，对受伤情况不能回忆。其诊断是
A. 脑震荡
B. 脑挫裂伤
C. 颅内血肿
D. 脑干损伤
E. 脑供血不足

110. 患者，女，40岁。摔倒后右肘部疼痛1小时。查体：右肘畸形，前臂变短，尺骨鹰嘴后突，肘关节于半屈曲位不能活动。最可能的诊断是
A. 前臂骨折
B. 肘关节后脱位
C. 肱骨髁上骨折
D. 尺骨鹰嘴骨折
E. 肘部软组织损伤

A3型题

答题说明

每个案例下设若干道试题。请根据试题所提供的信息，在每一道试题下面的A、B、C、D、E五个备选答案中选择一个最佳答案，并在答题卡上将相应题号的相应字母所属的方框涂黑。

（111~112题共用题干）

患者，女，19岁。到村医务室寻求医疗帮助，自述近3年来害怕见人，特别是陌生人，不知如何说话，紧张脸红。村医诊断该患者为社交恐惧症。

111. 针对该患者的心理疾病，医生宜采用的心理治疗方法为
A. 系统脱敏法
B. 厌恶疗法
C. 冲击疗法
D. 梦的解析
E. 自由联想

112. 该心理治疗方法所属的类型是
A. 以人为中心疗法
B. 精神分析疗法
C. 行为疗法
D. 支持疗法
E. 认知疗法

（113~114题共用题干）

患者，女，58岁。反复咳嗽、咳痰、喘憋10余年，加重5天，到村卫生室就诊，诊断为慢性阻塞性肺疾病急性发作。在未仔细阅读药物使用说明书的情况下，医生为患者在500mL液体中一并加入青霉素、利巴韦林、黄芪注射液、参麦注射液输注。输液过程中患者出现心率加快、出汗等症状，医生立即进行抢救。

113. 该医生诊疗过程中违背的最主要伦理要

求是

A. 公正分配
B. 尊重患者
C. 关心体贴
D. 全面系统
E. 合理配伍

114. 除基本急救措施外，医生还应采取的最重要的措施是
    A. 要求患者家属到场并说明治疗预后
    B. 对患者进行健康教育和健康指导
    C. 联系上级医院，适时予以转诊
    D. 提高自身医疗技术水平和能力
    E. 为患者建立健康档案，加强监测

(115~116题共用题干)

某村小学有6个班200名学生。2017年11月3日至6日，出现发热、咳嗽、头痛、乏力等症状的学生共40人，其中35人诊断为流行性感冒。

115. 该小学流行性感冒传播的主要方式是
    A. 呼吸道传播
    B. 消化道传播
    C. 血液传播
    D. 虫媒传播
    E. 垂直传播

116. 本案例中的流行性感冒疫情性质是
    A. 散发
    B. 聚集
    C. 暴发
    D. 流行
    E. 大流行

(117~118题共用题干)

患儿，女，18月龄。健康状况符合接种要求，按规定接种麻腮风疫苗。

117. 该婴儿接种该疫苗的部位和途径是
    A. 上臂外侧三角肌下缘，肌内注射
    B. 大腿前外侧中部，肌内注射
    C. 上臂内侧三角肌下缘，皮内注射
    D. 上臂三角肌，皮下注射
    E. 上臂外侧三角肌下缘，皮下注射

118. 假如该婴儿出现下列情况，可按原计划完成本次疫苗接种的是
    A. 急性感染
    B. 发热
    C. 免疫缺陷
    D. 呛奶
    E. 有过敏史

(119~120题共用题干)

患者，女，51岁。饱餐后持续性上腹剧烈疼痛10小时，疼痛向腰部放射，伴呕吐，呕吐后症状无缓解。既往曾诊断为胆石症，未治疗。查体：腹部平坦，中上腹有深压痛，无反跳痛，肠鸣音减弱。

119. 该患者最可能的诊断是
    A. 急性胃炎
    B. 急性肠梗阻
    C. 急性胆囊炎
    D. 急性胰腺炎
    E. 急性胃穿孔

120. 对诊断最有帮助的辅助检查是
    A. 急诊胃镜
    B. 血清淀粉酶
    C. 立位腹平片
    D. 上消化道造影
    E. 尿常规、尿细菌培养

(121~122题共用题干)

患者，女，25岁。春季旅游途中突感胸闷、呼吸困难、全身大汗1小时。查体：唇稍发绀，呼吸急促，双肺满布干啰音，心率90次/分，律齐。既往曾有类似发作史，休息后可自行缓解。

121. 最可能的诊断是
   A. 过敏性休克
   B. 心源性哮喘
   C. 支气管哮喘
   D. 慢性阻塞性肺疾病
   E. 变态反应性肺浸润

122. 最恰当的治疗药物是
   A. 呋塞米
   B. 氨茶碱
   C. 硝酸甘油
   D. 糖皮质激素
   E. 毛花苷 C（西地兰）

（123～124 题共用题干）
   患者，女，51 岁。1 个月来反复出现夜间入睡时胸骨下段疼痛，呈刺痛、烧灼样，有时向后背、胸部放射，坐起或喝水后症状可减轻，偶尔在饱餐后 1 小时左右发生，口含硝酸甘油无效。既往有高血压、十二指肠溃疡病史，否认糖尿病病史。

123. 最可能的诊断是
   A. 心绞痛
   B. 胆囊炎
   C. 慢性胃炎
   D. 主动脉夹层
   E. 胃食管反流

124. 最有效的治疗措施是
   A. 介入治疗
   B. 静脉滴注抗菌药物
   C. 口服胃肠促动药
   D. 口服质子泵抑制剂
   E. 口服抗血小板药物

（125～126 题共用题干）
   患者，女，40 岁。6 小时前进食油腻食物后突发右上腹持续性疼痛，阵发性加重，伴恶心，呕吐胃内容物 1 次，疼痛向右肩部放射。查体：体温 38.0℃，脉搏 100 次/分，血压 130/80mmHg，皮肤巩膜无黄染，右上腹有压痛、反跳痛，轻度肌紧张，墨菲征阳性。

125. 最可能的诊断是
   A. 急性胰腺炎
   B. 急性胆囊炎
   C. 急性胃肠炎
   D. 急性阑尾炎
   E. 肾结石急性发作

126. 下一步首选的检查是
   A. 腹部超声
   B. 立位腹平片
   C. 腹部增强 CT
   D. 尿淀粉酶检测
   E. 诊断性腹腔穿刺

（127～128 题共用题干）
   患者，男，40 岁。右腰部阵发性绞痛 3 天，向大腿内侧放射。查体：右腰部轻度压痛和叩击痛，无腹肌紧张。尿沉渣镜检：红细胞满视野。泌尿系 X 线平片：骨盆上缘椎体右侧直径 0.5cm 高密度影。

127. 最可能的诊断是
   A. 肾结石
   B. 膀胱结石
   C. 输尿管结石
   D. 急性肾盂肾炎
   E. 急性肾小球肾炎

128. 首选的治疗方案是
   A. 卧床休息
   B. 输尿管镜取石
   C. 开放手术治疗
   D. 抗菌药物治疗
   E. 解痉治疗并大量饮水

(129～130题共用题干)

患者，女，30岁。心悸、烦躁、怕热伴腹泻及体重下降3个月。查体：心率108次/分，律齐，心音有力。空腹血糖5.2mmol/L。

129. 最可能的诊断是
　　A. 糖尿病
　　B. 心肌炎
　　C. 结肠癌
　　D. 缺铁性贫血
　　E. 甲状腺功能亢进症

130. 为明确诊断，最重要的检查是
　　A. 血常规
　　B. 心电图
　　C. 甲状腺功能
　　D. 血清肿瘤标志物
　　E. 口服葡萄糖耐量（OGTT）

(131～132题共用题干)

患者，男，40岁。身高180cm，乡村教师，目前无其他慢性病。

131. 其理想体重应该是
　　A. 68.0kg
　　B. 75.0kg
　　C. 80.0kg
　　D. 85.0kg
　　E. 90.0kg

132. 每日摄入食物的总热量，最合适的是
　　A. 1200kcal
　　B. 1500kcal
　　C. 2000kcal
　　D. 2500kcal
　　E. 3000kcal

(133～134题共用题干)

患者，男，45岁。剧烈运动后突然出现剧烈头痛、呕吐。急诊查体：心、肺和腹部未见异常，四肢肌力正常，脑膜刺激征阳性。考虑蛛网膜下腔出血。

133. 引起本病的主要原因是
　　A. 颅内动脉瘤
　　B. 高血压
　　C. 血脂异常
　　D. 糖尿病
　　E. 甲状腺功能亢进症

134. 关于本病的治疗原则，下列说法错误的是
　　A. 患者应适当运动
　　B. 患者应绝对卧床休息
　　C. 控制颅内压
　　D. 维持水和电解质平衡
　　E. 控制血压

(135～136题共用题干)

患者，女，70岁。多发性关节疼痛30年。双侧腕关节肿痛、僵硬、强直，不能活动，双手手指向尺侧偏斜，关节呈梭形肿胀，活动受限。X线片：关节间隙狭窄，骨质破坏。

135. 最可能的诊断是
　　A. 类风湿关节炎
　　B. 风湿性关节炎
　　C. 退行性关节炎
　　D. 结核性关节炎
　　E. 痛风性关节炎

136. 最终导致该患者腕关节强直的原因是
　　A. 关节半脱位
　　B. 皮肤痕迹挛缩
　　C. 肌肉痉挛或挛缩
　　D. 因疼痛而活动受限
　　E. 关节面上形成纤维粘连

(137～138题共用题干)

患儿，男，12岁。因眼睑水肿、尿少、尿呈洗肉水样、头晕2天就诊。3周前患

"化脓性扁桃体炎"。查体：血压 140/90mmHg，双下肢轻度非凹陷性水肿。尿常规：尿蛋白（++），沉渣镜红细胞 30～40/HP 野，血清 C_3 下降，抗链球菌溶血素"O"（ASO）升高。

137. 最可能的诊断是
   A. 紫癜性肾炎
   B. 急性尿路感染
   C. 急性肾小球肾炎
   D. 原发性肾病综合征
   E. 慢性肾炎急性发作

138. 入院后，经过治疗，临床表现好转，可恢复体力活动的指标是
   A. 水肿消退
   B. 血压正常
   C. 血 ASO 正常
   D. 肉眼血尿消失
   E. 尿检完全正常

(139～140 题共同题干)

患者，女，40 岁。3 周前进食不洁食物后出现恶心、乏力。近 1 周发热恶寒，食欲不振，厌油腻，上腹不适，尿色加深。昨日起巩膜黄染。查体：右上腹叩击痛。实验室检查：白细胞 $11×10^9$/L，ALT 980IU/L，总胆红素 560μmol/L，抗 HAV IgM 阳性。

139. 诊断应考虑
   A. 慢性乙型肝炎
   B. 急性黄疸型甲型肝炎
   C. 急性无黄疸型甲型肝炎
   D. 亚急性重型丙型肝炎
   E. 淤胆型乙型肝炎

140. 本病最有效的预防措施是
   A. 隔离患者
   B. 搞好"三管一灭"
   C. 注射甲肝疫苗
   D. 注射丙种球蛋白
   E. 流行期间服用板蓝根

(141～142 题共用题干)

患者，男，56 岁。5 天前田间工作时左手食指皮肤损伤，未处理。1 天前左手食指疼痛加剧，呈搏动性疼痛，伴明显肿胀，且有体温升高。

141. 最可能的诊断是
   A. 甲沟炎
   B. 指骨骨髓炎
   C. 脓性指头炎
   D. 化脓性滑膜炎
   E. 手部深间隙感染

142. 当前适宜的治疗方法是
   A. 热敷
   B. 理疗
   C. 切开
   D. 换药
   E. 截指

(143～144 题共同题干)

患者，女，28 岁。产后第 25 天忽然体温升高，右侧乳房红、肿、热、痛，出现肿块，乳房体积增大，且右侧腋窝淋巴结肿大。

143. 最可能的诊断是
   A. 急性乳腺炎
   B. 乳腺增生
   C. 乳房纤维瘤
   D. 乳腺癌
   E. 浆细胞性乳腺炎

144. 本病的治疗原则是
   A. 消除感染，排空乳汁
   B. 消炎止痛，防止癌变
   C. 退热消肿，抗炎止痒
   D. 消炎止痒，预防感染
   E. 保持清洁，消炎止痛

(145~146题共同题干)

患者,男,51岁。有大量吸烟史23年。咳嗽、痰中带血2个月。近1个月来四肢关节疼痛,杵状指。X线检查示:右肺上叶肺不张。

145. 应首先考虑的诊断是
    A. 支气管扩张
    B. 肺结核
    C. 肺癌
    D. 甲状腺功能亢进症
    E. 慢性阻塞性肺疾病

146. 本病最重要和最有效的治疗手段是
    A. 手术治疗
    B. 化学药物治疗
    C. 放射治疗
    D. 药物治疗
    E. 免疫治疗

(147~148题共用题干)

患者,男,56岁。2个月来反复出现粪便表面附着鲜血,1~3次/日,有排便不尽感,无发热。近1周来自感乏力。发病以来体重减轻约3kg。查体:血压90/55mmHg,心肺无异常,腹平软,无压痛及反跳痛,肝脾肋下未及,未及包块,肠鸣音3次/分。实验室检查:白细胞 5.6×10^9/L,血红蛋白90g/L,血小板 200×10^9/L;粪常规:红细胞20~30个/低倍视野,未见白细胞;粪隐血试验(+)。

147. 最可能的诊断是
    A. 痔
    B. 直肠癌
    C. 肠结核
    D. 克罗恩病
    E. 细菌性痢疾

148. 最简便的检查方法是
    A. 直肠指诊
    B. 粪培养
    C. 结肠镜检查
    D. 血清肿瘤标志物检测
    E. 粪便查抗酸杆菌

(149~150题共用题干)

患者,男,82岁。晚饭前已经服用了磺脲类降糖药,晚饭后又误服该降糖药。末次服药1小时后出现出汗、恶心、饥饿感、焦虑、心悸,随即出现神志不清被送诊。既往有糖尿病病史30年,平时口服降糖药控制血糖;有缺血性脑血管病病史10年。

149. 可迅速确定病因的检查是
    A. 血糖检测
    B. 血常规
    C. 尿常规
    D. 粪常规
    E. 心肌酶谱

150. 最恰当的急救处理是
    A. 持续吸氧
    B. 急诊溶栓治疗
    C. 输注红细胞悬液
    D. 静脉注射 H_2 受体拮抗剂
    E. 静脉注射50%葡萄糖溶液60mL

试卷标识码：

乡村全科执业助理医师资格考试
考前冲刺密卷（二）

第二单元

考生姓名：_____
准考证号：_____
考　　点：_____
考　场　号：_____

A1 型题

答题说明

每一道试题下面有 A、B、C、D、E 五个备选答案。请从中选择一个最佳答案，并在答题卡上将相应题号的相应字母所属的方框涂黑。

1. 传染病按照病原学分类，不属于寄生虫病性疾病的是
   A. 疟疾
   B. 登革热
   C. 黑热病
   D. 血吸虫病
   E. 阿米巴痢疾

2. 发现流行性脑脊髓膜炎，报告时限为
   A. 1 小时
   B. 1.5 小时
   C. 2 小时
   D. 12 小时
   E. 24 小时

3. 当医疗机构发现甲类传染病时，应采取相应措施，下列措施中错误的是
   A. 对患者、病原携带者，予以隔离治疗
   B. 对疑似患者，确诊前在指定场所单独隔离治疗
   C. 对医疗机构内的患者、病原携带者，在指定场所进行医学观察和采取其他必要的预防措施
   D. 对疑似患者的密切接触者，确诊前在指定场所单独隔离治疗
   E. 对于拒绝隔离治疗的，可由公安机关协助医疗机构进行强制隔离治疗

4. 针对传播途径的措施主要是切断传播途径，则针对呼吸道传染病应
   A. 预防性消毒
   B. 通风、戴口罩和空气消毒
   C. 消灭昆虫
   D. 对污染品、环境和饮水消毒，培养个人良好的卫生习惯
   E. 终末消毒

5. 《国家免疫规划疫苗儿童免疫程序及说明》规定，4 月龄接种的疫苗是
   A. 乙肝疫苗
   B. 脊灰减毒活疫苗
   C. 乙肝减毒活疫苗
   D. 甲肝灭活疫苗
   E. 流感疫苗

6. 百白破疫苗的接种部位、接种途径分别是
   A. 上臂三角肌，皮下注射
   B. 上臂外侧三角肌，肌内注射
   C. 上臂外侧三角肌，皮内注射
   D. 上臂内侧三角肌下缘附着处，肌内注射
   E. 上臂外侧三角肌下缘附着处，皮内注射

7. 居民健康管理中的重点人群，不包括
   A. 0~6 岁儿童
   B. 6~10 岁儿童
   C. 老年人
   D. 孕产妇
   E. 严重精神障碍者

8. 居民健康档案中健康体检表的"生活方式"栏中，不属于体育锻炼的是
   A. 打太极拳
   B. 跑步
   C. 做强体力工作
   D. 扭秧歌
   E. 游泳

9. 新生儿护理时，以下除哪项外，均不需要

特殊处理

A. "马牙"

B. "螳螂嘴"

C. 乳房肿胀

D. 口炎

E. 生理性黄疸

10. 早产儿是指

A. 胎龄<35 周的儿童

B. 胎龄<36 周的儿童

C. 胎龄<37 周的儿童

D. 胎龄<38 周的儿童

E. 胎龄<32 周的儿童

11. 营养性缺铁性贫血是小儿时期危害健康的常见病，多发生在

A. 出生到出生后 28 天的新生儿

B. 出生后 28 天到 6 个月的婴儿

C. 6 个月到 3 岁的婴幼儿

D. 3 岁到 6~7 岁的学龄前儿童

E. 6~7 岁到青春期的学龄期儿童

12. 下列食物中含铁丰富的是

A. 动物肝脏

B. 奶及奶制品

C. 肥肉

D. 豆类

E. 粮谷类

13. 下列关于孕早期健康管理的说法，错误的是

A. 孕早期健康管理对象是从怀孕开始到怀孕 13 周前的孕妇

B. 基层医疗卫生机构要为孕早期孕妇建立《母子健康手册》

C. 进行孕早期健康教育与指导

D. 进行第一次产前检查服务

E. 至少 2 次保健

14. 下列关于母乳喂养的说法，错误的是

A. 推荐挤初乳

B. 初乳可使婴儿获得首次免疫

C. 母乳喂养可以增强母婴情感交流

D. 早吸吮可以刺激催乳素分泌，保证早开奶

E. 不要用肥皂等洗剂清洗乳头

15. 下列关于产后避孕的说法，错误的是

A. 哺乳避孕不推荐单独使用

B. 工具避孕安全可靠

C. 宫内节育器在阴道分娩 3 个月后可放置

D. 宫内节育器在剖宫产 6 个月后可放置

E. 哺乳期哺乳的妇女可以口服避孕药

16. 不属于孕产妇妊娠风险的是

A. 身高 1.4m

B. 卵巢囊肿 5.5cm

C. 乙肝筛查阳性

D. 流产 4 次

E. 32 周岁

17. 下列关于老年人健康指导的说法，错误的是

A. 食物多样，谷类为主

B. 监测血糖

C. 戒烟限酒

D. 监测血压

E. 增加运动，可做负重憋气的运动

18. 高血压筛查过程中建议高危人群

A. 每半年至少测量 1 次血压

B. 每半年至少测量 2 次血压

C. 每年至少测量 1 次血压

D. 每年至少测量 2 次血压

E. 每年至少测量 3 次血压

19. 高血压高危人群不包括

A. 男性腰围≥90cm
B. 长期高盐膳食
C. 长期过量饮酒，平均每日饮白酒≥100mL（2两）
D. $22kg/m^2 \leqslant BMI < 24kg/m^2$
E. 高血压家族史（一、二级亲属）

20. 连续2次出现血压控制不满意或药物不良反应难以控制，以及出现新的并发症或原有并发症加重的患者，建议其转诊到上级医院，应多少周内主动随访转诊情况
    A. 3天内
    B. 1周内
    C. 2周内
    D. 1个月内
    E. 2个月内

21. 2型糖尿病患者健康管理的服务对象是
    A. 辖区内35岁及以上糖尿病患者
    B. 户籍区内35岁及以上糖尿病患者
    C. 辖区内2型糖尿病患者
    D. 户籍区内2型糖尿病患者
    E. 辖区内35岁及以上常住居民中2型糖尿病患者

22. 对肺结核患者随访的内容，不包括
    A. 了解患者服药情况
    B. 督促患者按时复诊
    C. 评估是否存在危急情况
    D. 检查尿量
    E. 询问生活方式

23. 严重精神障碍患者，承认有病，但缺乏正确认识和分析自己病态表现的能力，称为
    A. 自知力完全
    B. 自知力不全
    C. 自知力缺失

D. 社会功能障碍
E. 自知力障碍

24. 严重精神障碍病情不稳定患者的情况，不包括
    A. 自知力缺乏
    B. 有急性药物不良反应
    C. 有严重躯体疾病
    D. 危险性为2~3级
    E. 存在明显的精神病症状

25. 湿热质的发病倾向是
    A. 易患癥瘕、痛证、血证
    B. 易患疮疖、黄疸、热淋
    C. 易患消渴、中风、胸痹
    D. 易患虚劳、失精、不寐
    E. 易患痰饮、肿胀、泄泻

26. 摩腹的功效是
    A. 改善脾胃，促进消化
    B. 醒神益智
    C. 解表散邪
    D. 平肝息风，滋养肝肾
    E. 通经活络，化痰祛瘀

27. 儿童穴位按揉，其中足三里穴的位置是
    A. 在小腿前内侧，当犊鼻下2寸，距胫骨前缘一横指处
    B. 在小腿前内侧，当犊鼻下3寸，距胫骨前缘一横指处
    C. 在小腿前外侧，当犊鼻下3寸，距胫骨前缘一横指处
    D. 在小腿前外侧，当犊鼻下5寸，距胫骨前缘一横指处
    E. 在小腿外侧，犊鼻下6寸，犊鼻与解溪连线上

28. 老年人阳虚质的总体特征是
    A. 气机郁滞，以神情抑郁、忧虑脆弱等

为主要特征

B. 湿热内蕴，以面垢油光、口苦、苔黄腻等为主要特征

C. 先天失常，以生理缺陷、过敏反应等为主要特征

D. 阴液亏少，以口燥咽干、手足心热等为主要特征

E. 阳气不足，以畏寒怕冷、手足不温等为主要特征

29. 中风中经络的治疗原则是
   A. 补肝肾，益气血
   B. 祛风通络，散邪解表
   C. 平肝息风，化痰祛瘀
   D. 祛风散寒，清热除湿
   E. 胜湿解表，养血活血

30. 下列各项，不属于痹证病因或诱因的是
   A. 居处、劳动环境寒冷潮湿
   B. 阴雨潮湿季节，感受风寒湿邪
   C. 素体虚弱
   D. 劳倦过度
   E. 情志不遂

31. 下列关于痹证的治疗原则，错误的是
   A. 宜重视养血活血
   B. 一般不宜清热祛痰
   C. 根据邪气的偏盛予以不同的治法
   D. 可配合针灸、推拿等外治方法
   E. 补肝肾、益气血是常用之法

32. 酒类的主要卫生问题不包括
   A. 甲醇污染
   B. 铅、锰污染
   C. 微生物污染
   D. 氰化物污染
   E. 人畜共患传染病污染

33. 下列不属于全科医疗基层医疗服务特点的是
   A. 服务手段简便、经济、有效
   B. 既服务于就医患者又关注未就医患者
   C. 根据需要负责安排其他相关医疗服务
   D. 一种以门诊为主体的第一线医疗服务
   E. 主要任务是为行动不便的患者上门服务

34. 下列属于全科医疗与专科医疗区别的是
   A. 服务对象的多寡及流动性
   B. 服务责任的连续性与间断性
   C. 服务模式以人为中心与以疾病为中心
   D. 服务手段是否采用高新技术
   E. 以上皆是

35. 根据辨证的结果，确定相应的治疗原则和方法的过程，称为
   A. 整体观念
   B. 异病同治
   C. 论治
   D. 因人治宜
   E. 同病异治

36. 面色青黄，多见于
   A. 阴虚火旺
   B. 阴寒凝滞
   C. 肝郁脾虚
   D. 脾胃气虚
   E. 惊风先兆

37. 舌绛少苔，有裂纹，多见于
   A. 热邪内盛
   B. 气血两虚
   C. 阴虚火旺
   D. 瘀血内阻
   E. 脾虚湿盛

38. 下列关于舌色意义的叙述，错误的是
   A. 淡红舌为气血调和的征象

B. 淡白舌主气血两虚、阳虚
C. 青紫舌主血气瘀滞
D. 红舌主实热、阴虚
E. 绛舌主血脉瘀滞

39. 午后热甚，身热不扬，兼头身困重，胸脘满闷，舌苔黄腻。其临床意义是
    A. 阳明腑实
    B. 阴虚火旺
    C. 湿温潮热
    D. 气虚发热
    E. 半表半里

40. 下列属于百日咳临床表现的是
    A. 咳声重浊
    B. 咳声低微
    C. 咳声如犬吠
    D. 咳后有鸡鸣样回声
    E. 以上均不是

41. 呕吐呈喷射状者，多为
    A. 热伤胃肠
    B. 脾胃阳虚
    C. 热扰神明
    D. 食滞胃脘
    E. 饮邪犯胃

42. 肝胃郁热的口味是
    A. 口中泛酸
    B. 口中酸馊
    C. 口甜黏腻
    D. 口中味苦
    E. 口中味咸

43. 先全身战栗继而汗出的症状，称为
    A. 自汗
    B. 盗汗
    C. 战汗
    D. 绝汗

E. 大汗

44. 精神极度疲惫，神识矇眬，困倦欲睡，肢冷脉微，多见于
    A. 心脾两虚
    B. 心肾阳虚
    C. 营血亏虚
    D. 心肾不交
    E. 胆郁痰扰

45. 消谷善饥，兼大便溏泄，可见于
    A. 胃火亢盛
    B. 胃强脾弱
    C. 脾胃湿热
    D. 胃阴不足
    E. 肝胃郁热

46. 白带中混有血液，赤白相兼，病因多属
    A. 脾气虚
    B. 脾肾阳虚
    C. 脾虚气陷
    D. 寒湿困脾
    E. 湿毒蕴结

47. 数脉的临床意义是
    A. 寒证
    B. 热证
    C. 痰饮
    D. 疼痛
    E. 寒证

48. 下列各项，不属于半表半里证临床表现的是
    A. 寒热往来
    B. 胸胁苦满
    C. 心烦喜呕
    D. 口苦咽干
    E. 小便短赤

49. 足三阴经在足内踝上8寸以下的排列顺序是
   A. 少阴在前、厥阴在中、太阴在后
   B. 少阴在前、太阴在中、厥阴在后
   C. 太阴在前、少阴在中、厥阴在后
   D. 太阴在前、厥阴在中、少阴在后
   E. 厥阴在前、太阴在中、少阴在后

50. 耳后两乳突之间的骨度分寸是
   A. 8寸
   B. 12寸
   C. 9寸
   D. 14寸
   E. 5寸

51. 下列不属于艾条灸的是
   A. 悬起灸
   B. 温和灸
   C. 瘢痕灸
   D. 雀啄灸
   E. 回旋灸

52. 下列属于肝阳化风证临床表现的是
   A. 手足抽搐，角弓反张，牙关紧闭
   B. 眩晕欲仆，肢麻震颤，语言謇涩
   C. 手足蠕动，五心烦热，眩晕耳鸣
   D. 手足震颤，关节拘急，肢体麻木
   E. 眩晕耳鸣，面红目赤，头重脚轻

53. 心气虚证除心悸、气短外，还具有的临床表现是
   A. 面色苍白
   B. 眩晕健忘
   C. 胸闷自汗
   D. 失眠多梦
   E. 头晕头痛

54. 下列哪项是燥邪犯肺证与肺阴虚证的鉴别要点
   A. 有无发热恶寒
   B. 有无胸痛咳血
   C. 有无口干咽燥
   D. 痰量的多少
   E. 咳痰的难易

55. 治疗肾阳不足所致的泄泻，宜选用的中成药是
   A. 补中益气丸
   B. 归脾丸
   C. 玉屏风颗粒
   D. 四神丸
   E. 逍遥丸

56. 下列各项，不属于痰湿咳嗽主症的是
   A. 反复咳嗽，痰多色白
   B. 胸闷脘痞
   C. 食少便溏
   D. 咽痛，涕黄
   E. 苔白腻，脉滑

57. 眩晕气血亏虚证的临床表现是
   A. 头目胀痛
   B. 颜面潮红
   C. 遇劳则发
   D. 急躁易怒
   E. 脉多弦滑

58. 胃痛肝气犯胃证的临床特征是
   A. 胃脘胀痛，嗳腐吞酸
   B. 胃脘灼痛，痛势急迫
   C. 胃脘胀痛，连及两胁
   D. 胃痛隐隐，心烦嘈杂
   E. 胃脘刺痛，痛有定处

59. 下列属于气虚秘临床表现的是
   A. 大便干结，小便短赤
   B. 虽有便意，但排便困难
   C. 身热面赤，腹胀而痛

D. 口干口臭，心烦纳差

E. 舌红苔黄，脉滑数

60. 外痔的症状特点是
    A. 便血，痔核脱出，肛门不适感
    B. 瘙痒，便血，肛门异物感
    C. 肛门坠胀、疼痛、有异物感
    D. 便血，肿痛，便秘
    E. 瘙痒，便血，肿痛

61. 符合月经先后无定期肾虚证特点的是
    A. 经量多，色紫红，少腹胀满
    B. 经量少，色淡暗，腰骶酸痛
    C. 经量少，色暗有瘀块，肢冷畏寒
    D. 经量少，行而不畅，胸闷不舒
    E. 经量多，有血块，嗳气食少

62. 清宣止咳颗粒治疗小儿肺炎咳嗽的适应证是
    A. 风寒闭肺证
    B. 痰湿阻肺证
    C. 痰热闭肺证
    D. 风热闭肺证
    E. 阴虚肺热证

63. 中药大黄或中成药黄连上清丸，与四环素类、红霉素等药物同服，易导致的不良反应是
    A. 药效降低
    B. 中毒反应
    C. 过敏反应
    D. 诱发并发症
    E. 影响药物排泄

64. 下列不属于妊娠禁用中药的是
    A. 蟾酥
    B. 麝香
    C. 莪术
    D. 乌头

E. 麻黄

65. 治疗外感风寒，内伤湿滞，或夏伤暑湿所致的感冒，症见头痛昏重、胸膈痞闷、脘腹胀痛、呕吐泄泻，宜选用的中成药是
    A. 双黄连合剂
    B. 板蓝根颗粒
    C. 清开灵口服液
    D. 藿香正气水
    E. 小建中颗粒

66. 治疗热病邪入心包，症见高热惊厥、神昏谵语的中成药是
    A. 橘红丸
    B. 麝香保心丸
    C. 安宫牛黄丸
    D. 清开灵口服液
    E. 感冒清热颗粒

67. 治疗食积停滞，症见脘腹胀满、嗳腐吞酸、不欲饮食的中成药是
    A. 气滞胃痛颗粒
    B. 木香顺气丸
    C. 补中益气丸
    D. 香砂养胃丸
    E. 保和丸

68. 治疗肝肾阴亏，症见眩晕耳鸣、羞明畏光、迎风流泪、视物昏花的中成药是
    A. 知柏地黄丸
    B. 杞菊地黄丸
    C. 六味地黄丸
    D. 金匮肾气丸
    E. 护肝片

69. 治疗肾虚水肿，症见腰膝酸软、小便不利、畏寒肢冷的中成药是
    A. 知柏地黄丸
    B. 杞菊地黄丸

C. 六味地黄丸
D. 金匮肾气丸
E. 护肝片

70. 下列关于妇科千金片用药注意事项的描述，错误的是
    A. 过敏体质者慎用
    B. 气滞血瘀者不宜用
    C. 寒凝血瘀者不宜用
    D. 湿热瘀滞者不宜用
    E. 糖尿病患者慎用

71. 治疗小儿肺脾不足，痰湿内壅所致咳嗽的中成药是
    A. 板蓝根颗粒
    B. 小儿感冒颗粒
    C. 小儿肺咳颗粒
    D. 银翘解毒丸
    E. 通宣理肺丸

72. 下列各项，不属于云南白药适应证的是
    A. 皮肤感染性疾病
    B. 肺结核咳血
    C. 开放性骨折
    D. 软组织损伤
    E. 痔血

73. 内关穴的定位是
    A. 腕横纹上5寸，掌长肌腱与桡侧腕屈肌腱之间
    B. 腕横纹上3寸，掌长肌腱与桡侧腕屈肌腱之间
    C. 腕横纹上2寸，掌长肌腱与桡侧腕屈肌腱之间
    D. 腕横纹上1寸，掌长肌腱与桡侧腕屈肌腱之间
    E. 腕横纹中央，掌长肌腱与桡侧腕屈肌腱之间

74. 下列关于拇指揉法，叙述正确的是
    A. 以拇指端为着力部位
    B. 以拇指螺纹面为着力部位
    C. 以腕关节为支点，前臂做主动运动
    D. 以肘关节为支点，前臂做主动运动
    E. 前臂主动做旋推动作

75. 下列关于针灸治疗腰痛的说法，错误的是
    A. 针灸治疗的主穴取阿是穴、大肠俞、委中
    B. 肾虚腰痛配肾俞
    C. 寒湿腰痛配膈俞
    D. 寒湿证可加灸法
    E. 瘀血证可加刺络拔罐

76. 刮痧的程度包括
    A. 力量强度和出痧程度
    B. 力量强度和角度大小
    C. 力量强度和速度快慢
    D. 角度大小和刮拭长度
    E. 角度大小和速度快慢

77. 刮痧的方向原则上不包含
    A. 由上而下
    B. 由内而外
    C. 来回刮拭
    D. 先头面后手足
    E. 尽可能拉长距离

78. 留罐法将罐子吸拔留置于施术部位的时间是
    A. 2～3分钟
    B. 5～8分钟
    C. 5～10分钟
    D. 8～12分钟
    E. 10～15分钟

79. 锡类散适宜的使用方法是
    A. 撒敷法

B. 调敷法

C. 涂敷法

D. 吹敷法

E. 贴敷法

80. 因含有附子，不可过服、久服的中成药是

   A. 知柏地黄丸

   B. 杞菊地黄丸

   C. 六味地黄丸

   D. 金匮肾气丸

   E. 五苓散

81. 治疗热毒蕴结肌肤所致的疮疡，症见局部红肿热痛、未溃破者，宜选用的中成药是

   A. 连花清瘟胶囊

   B. 银翘解毒丸

   C. 连翘败毒丸

   D. 当归苦参丸

   E. 四神丸

82. 关于湿疮特点的描述，错误的是

A. 反复发作，易成慢性

B. 部位不定，常对称分布

C. 多形损害，剧烈瘙痒

D. 急性湿疮炎症明显，易渗出

E. 慢性湿疮以丘疱疹为主

83. 治疗外感风热所致的咳嗽，症见发热、恶寒、胸膈满闷、咳嗽咽痛，宜选用的中成药是

   A. 急支糖浆

   B. 防风通圣丸

   C. 藿香正气水

   D. 通宣理肺丸

   E. 感冒清热颗粒

84. 如意金黄散适宜的使用方法是

   A. 撒敷法

   B. 调敷法

   C. 涂敷法

   D. 吹敷法

   E. 贴敷法

A2 型题

答题说明

每一道试题是以一个小案例出现的，其下面有 A、B、C、D、E 五个备选答案。请从中选择一个最佳答案，并在答题卡上将相应题号的相应字母所属的方框涂黑。

85. 2018 年 4 月，某乡小学发生 5 例麻疹病例，均为学生。针对该校未发病学生最有效的预防措施是

   A. 隔离治疗

   B. 健康教育

   C. 开窗通风

   D. 彻底消毒

   E. 应急接种

86. 患儿，男，8 月龄。接种麻风疫苗 1 天后出现发热（体温 38.1℃），到村卫生室就诊，经对症处置，2 天后体温正常，无其他不适。该医生正确的处理方式及原因是

   A. 不用报告，偶合症

   B. 不用报告，正常反应

   C. 报告，不良反应中异常反应案

   D. 报告，不良反应中一般反应案

   E. 报告，接种事故

87. 患儿，女，7 月龄。纯母乳喂养，未添加辅食。近 1 周来有 2 次吃奶之间频繁

哭闹，体检为轻度贫血。以下医生喂养指导中，正确的是
A. 增加哺乳次数
B. 添加奶粉
C. 添加强化铁的米粉
D. 延长哺乳时间
E. 增加总乳量

88. 新生儿，出生15天，胎龄39周自然分娩。为预防佝偻病，每日应补充的制剂及剂量是
A. 钙剂200mg
B. 维生素D 400IU
C. 维生素D 800IU
D. 钙剂200mg + 维生素D 200IU
E. 钙剂200mg + 维生素D 800IU

89. 患者，女，27岁。孕足月剖宫产分娩，产后第28天。医生产后访视发现产妇体温38.5℃，血性恶露有异味，伴下腹压痛。以下处理中，正确的是
A. 在家观察
B. 在家服用退热药物
C. 到村卫生室给予止血药物
D. 到村卫生室静脉滴注抗菌药物
E. 及时转至上级医疗保健机构诊疗

90. 已婚妇女，38岁。自诉最近5个月没来月经，下腹部逐渐膨隆。医生用听诊器在其腹部听到频率145次/分的似钟表"嘀嗒"声。该妇女最可能的诊断是
A. 更年期综合征
B. 原发性闭经
C. 心动过速
D. 腹水
E. 妊娠

91. 已婚妇女，27岁。停经45天。近10天出现畏寒、头晕、呕吐、乳房胀痛等症状，到乡卫生院检查为早孕，建立孕产妇健康管理档案。村医及时到孕妇家进行随访，提供的正确保健指导是
A. 加强营养，多食肉类食物
B. 多食少餐，保证每餐进食量
C. 摄入足量谷类食物，保障胎儿脑发育
D. 每日补充叶酸4g，预防胎儿畸形
E. 限烟少酒，培养良好的生活习惯

92. 患者，女，80岁。在健康体检中，生活自理能力评估表得分为7分。该老人的生活自理能力评估程度为
A. 可自理
B. 轻度依赖
C. 中度依赖
D. 重度依赖
E. 不能自理

93. 患者，男，50岁。健康体检结果为：血压123/85mmHg，腰围88cm。平素饮食比较清淡，日均饮用啤酒1瓶。该男子属于高血压高危人群的指征是
A. 饮食习惯
B. 收缩压
C. 舒张压
D. 腰围
E. 年龄

94. 患者，女，62岁。确诊2型糖尿病4年，在村卫生室进行健康管理。3个月前查空腹血糖为6.7mmol/L，告知患者按期随访。今晨自测空腹血糖为10.37mmol/L，到乡卫生院就诊，测空腹血糖为9.8mmol/L。患者能遵医嘱服药、控制饮食和运动。根据患者病情，医生应做的处置是
A. 药量不变，按期随访
B. 转诊至上级医疗机构，2周内随访
C. 转诊至上级医疗机构，2个月内随访

D. 调整药物，2 周内随访

E. 调整药物，2 个月后随访

95. 患者，男，71 岁。今年进行的老年人健康管理的健康体检结果示：空腹血糖 7.5mmol/L，血压 158/102mmHg，血脂在正常范围。后连续 2 天到乡卫生院复查，血压分别为 160/100mmHg、155/105mmHg，空腹血糖分别为 6.8mmol/L、6.5mmol/L。按照基本公共卫生服务的要求，不合适给这位老人提供的服务是

    A. 同时纳入高血压和糖尿病健康管理
    B. 只纳入高血压健康管理
    C. 不纳入糖尿病健康管理
    D. 告知体检结果，定期复查
    E. 仍按照老年人健康管理

96. 患者，男，52 岁。精神分裂症患者。1 年前接受健康管理，病情稳定，危险性评估为 0 级。根据病情，村医第 2 年管理该患者，则其全年至少应安排随访的次数是

    A. 4 次
    B. 3 次
    C. 2 次
    D. 1 次
    E. 无须随访

97. 患者，女，25 岁。双相障碍患者，已纳入严重精神障碍患者健康管理 2 年。今年健康检查可以不纳入的内容是

    A. 乙肝表面抗原
    B. 心电图
    C. 血常规
    D. 血压
    E. 血糖

98. 患者，70 岁。郁郁寡欢，有孤独感，舌淡红，苔薄白，脉弦。其体质是

    A. 血瘀质
    B. 气郁质
    C. 湿热质
    D. 阳虚质
    E. 痰湿质

99. 患者，30 岁。平时经常口燥咽干、手足心热。其患病倾向是

    A. 易患癥瘕、痛证、血证等
    B. 易患脏躁、梅核气、百合病及郁证等
    C. 易患疮疖、黄疸、热淋等
    D. 易患消渴、中风、胸痹等
    E. 易患虚劳、失精、不寐等，感邪易从热化

100. 韩某，6 月龄。家长带其来乡卫生所咨询传统中医穴位按揉方法，根据儿童情况应向韩某家长传授什么方法

    A. 摩腹和捏脊
    B. 按揉迎香穴
    C. 按揉足三里穴
    D. 按揉四神聪穴
    E. 按揉百会穴

101. 某村医发现有人到本村组织村民卖血，这些人无采血资质，但给予卖血者较高补助，村民普遍乐意前往。该医生正确的做法是

    A. 对村民有利，给予支持
    C. 把采血地点放在村卫生室
    B. 村民乐意，可以不管
    D. 要求采血者尽快办理相关资质
    E. 及时向卫生监督执法机构报告

102. 患者，女，23 岁。素来体弱畏寒，喜暖，小便清长，大便稀溏，面色白，舌淡。其最可能出现的脉象是

    A. 迟脉
    B. 实脉
    C. 数脉
    D. 细脉

E. 浮脉

103. 患者，男，26岁。近3天来恶风发热，鼻塞，流清涕，头身疼痛，喷嚏频发，舌淡红，苔薄，脉浮。其辨证属于
   A. 表证
   B. 里证
   C. 寒证
   D. 热证
   E. 虚证

104. 患者，男，56岁。睾丸坠胀冷痛，右侧少腹时痛，痛引会阴部，畏寒肢冷，舌淡苔白，脉弦紧。其辨证是
   A. 肾阳虚证
   B. 肾气不固证
   C. 寒滞肝脉证
   D. 肝郁气滞证
   E. 寒湿下注证

105. 患者，女，22岁。素来身体瘦弱，近日头晕，少气懒言，神疲乏力，自汗，面色淡白。其舌象多为
   A. 舌体淡瘦
   B. 舌淡有齿痕
   C. 舌尖芒刺
   D. 舌暗有瘀点
   E. 舌红有裂纹

106. 患者，男，60岁。心前区疼痛多年，每逢秋冬季加重。入冬以来心前区刺痛，且放射至左肩背部，经常心悸、胸闷，舌质紫暗，脉沉涩。其辨证是
   A. 痰浊痹阻证
   B. 心肾阳衰证
   C. 寒凝心脉证
   D. 瘀阻心脉证
   E. 气阴两虚证

107. 患者，女，50岁。心悸怔忡，失眠多梦，夜间盗汗，手足心热，舌红少津，脉细数。其病机是
   A. 心血虚
   B. 肝血虚
   C. 心阳虚
   D. 心阴虚
   E. 心脉痹阻

108. 患儿，5岁。昨日晚餐进食过饱，夜间出现脘腹胀痛，泻下酸臭粪便3次，泻后腹痛减轻，夜卧不安，今晨不思饮食，舌淡，苔微黄。治疗应首选的中成药是
   A. 健脾八珍糕
   B. 小儿化食丸
   C. 参苓白术颗粒
   D. 藿香正气液
   E. 葛根芩连微丸

109. 患者，男，56岁。头晕胀痛，头重脚轻，面红目赤，口苦口干，平素急躁易怒，失眠，舌红少津，脉弦有力。其辨证是
   A. 肝阳上亢证
   B. 肝风内动证
   C. 寒滞肝脉证
   D. 肝郁气滞证
   E. 寒湿下注证

110. 患者，男，65岁。近半年来，纳呆少食，脘闷，头身困重，苔腻，脉濡。其临床意义是
   A. 食滞胃脘
   B. 胃火炽盛
   C. 胃阴虚证
   D. 脾胃虚弱
   E. 寒湿困脾

111. 患者，女，43岁。近来失眠多梦，胆怯易惊，惊悸不宁，胸胁闷胀，善太息，口苦，舌红苔白腻，脉弦缓。其辨证是
    A. 肝郁气滞证
    B. 肝血虚证
    C. 胆郁痰扰证
    D. 肝风内动证
    E. 肝火炽盛证

112. 患者，男，35岁。胃脘隐隐作痛，脘闷嘈杂，泛酸纳少，气短懒言，便溏肠鸣。宜选用的中成药是
    A. 香砂养胃丸
    B. 气滞胃痛颗粒
    C. 保和丸
    D. 附子理中丸
    E. 金匮肾气丸

113. 患者，女，55岁。食欲不振，腹胀，便溏，神疲乏力，面色萎黄，舌淡苔白，脉弱。其病机是
    A. 肺气虚
    B. 脾气虚
    C. 肺肾气虚
    D. 脾肺气虚
    E. 心肺气虚

114. 患者，男，36岁。日晡潮热，汗多，口渴，腹满拒按，大便臭秽秘结，小便短黄，舌红苔黄厚，脉数有力。其辨证为
    A. 肠燥津亏证
    B. 肠道湿热证
    C. 肠热腑实证
    D. 小肠实热证
    E. 胃肠气滞证

115. 患者，男，70岁。神志痴呆，表情淡漠，举止失常，面色晦滞，胸闷泛恶，舌苔白腻，脉滑。其病机是
    A. 痰蒙心神
    B. 痰火扰心
    C. 心血瘀阻
    D. 肾精亏虚
    E. 心脾两虚

116. 患者，男，26岁。腹痛腹泻，泻后不爽，小便短黄，口干口臭，舌红苔黄腻，脉滑数。其辨证为
    A. 肠燥津亏证
    B. 肠道湿热证
    C. 肠热腑实证
    D. 小肠实热证
    E. 胃肠气滞证

117. 患者失眠多梦，甚至彻夜不眠，急躁易怒，伴头晕耳鸣、便秘，舌红苔黄，脉弦数。治疗应选用的中成药是
    A. 龙胆泻肝丸
    B. 归脾丸
    C. 天王补心丹
    D. 复方枣仁胶囊
    E. 柴胡疏肝丸

118. 患者头痛头胀，两侧为重，心烦易怒，口苦面红，舌红苔黄，脉弦数。治疗应选用的中成药是
    A. 天麻钩藤颗粒
    B. 川芎茶调散
    C. 苏合香丸
    D. 归脾丸
    E. 逍遥丸

119. 患者胁肋隐痛，遇劳加重，口干咽燥，心中烦热，头晕目眩，舌红少苔，脉弦细数。治疗应选用的中成药是
    A. 逍遥丸
    B. 六味地黄丸

C. 归脾丸

D. 天王补心丹

E. 血府逐瘀胶囊

120. 患者感寒后腹泻2天,便质清稀,脘闷食少,恶寒发热,舌红苔薄白,脉浮。治疗首选的中成药是
A. 保和丸
B. 香连丸
C. 四神丸
D. 藿香正气水
E. 复方黄连素片

121. 患者腰部隐痛反复发作3年,酸软无力,伴面色㿠白,手足不温,少气乏力,舌淡,脉沉细。其诊断是
A. 肾阴虚腰痛
B. 肾阳虚腰痛
C. 寒湿腰痛
D. 湿热腰痛
E. 瘀血腰痛

122. 患者月经先后无定期,经量时多时少,色暗红,经行乳房胀痛,脘闷不舒,嗳气食少,舌淡苔白,脉弦。其治法是
A. 补肾活血调经
B. 疏肝健脾调经
C. 疏肝理气调经
D. 益气活血调经
E. 补血活血调经

123. 患者,女,30岁。因工作繁忙,近半年来出现白带绵绵不断,曾自服清热除湿方药,未效。现症见面色少华,纳少便溏,腹胀,带下量多、色白、质稀,无臭味,畏寒怕冷,舌淡苔白,脉沉迟。根据临床表现,可以判断其为哪种证型
A. 肾阳虚证
B. 肾阴虚证

C. 脾阳虚证

D. 湿热下注证

E. 阴阳两虚证

124. 患儿,5月龄。今晨起啼哭不安,已解清稀大便3次,便多泡沫,臭气轻,可闻肠鸣,指纹淡红。其辨证是
A. 风寒泄泻
B. 湿热泄泻
C. 伤食泄泻
D. 脾虚泄泻
E. 脾肾阳虚泻

125. 患者昨日发现臀部有一个约3cm大小的肿块,上有黄白色脓头,周围色红而硬,根脚浅,范围局限,灼热疼痛,伴发热,口干,小便黄,大便干,舌质红,苔薄黄,脉滑数。其外治法宜选用的是
A. 千捶膏盖贴
B. 棉垫加压
C. 切开排脓
D. 白玉膏外敷
E. 金黄散外敷

126. 患者,男,55岁。为降转氨酶,服用护肝片治疗。疗程结束时,正确的停药方法是
A. 谷丙转氨酶指标下降了,递减剂量
B. 谷丙转氨酶指标正常了,即可停药
C. 肝功能全面好转了,减半服药
D. 肝功能全面好转了,递减剂量
E. 肝功能全面好转了,即可停药

127. 患者,男,63岁。因目涩畏光,视物模糊,迎风流泪,服用明目地黄丸。该药的主治病证是
A. 肝经风热证
B. 肝火上扰证

C. 肝阳上亢证
D. 肝血不足证
E. 肝肾阴虚证

128. 患者有中风史，现左侧肢体痿软无力，面色萎黄，舌淡暗，苔薄白，脉细涩。治疗宜选用的中成药是
   A. 通塞脉片
   B. 华佗再造丸
   C. 杞菊地黄丸
   D. 血府逐瘀丸

E. 十全大补丸

129. 患者长期居住在地下室，1个月前出现肢体关节漫肿、疼痛、肌肉酸楚、重着，关节活动不利，肌肤麻木不仁，舌质淡，苔白腻，脉濡缓。其治法是
   A. 除湿通络，祛风散寒
   B. 散寒化湿，温经通络
   C. 清热通络，祛风除湿
   D. 温经散寒，通脉止痛
   E. 祛风散寒，解肌通络

A3 型题

答题说明

每个案例下设若干道试题。请根据试题所提供的信息，在每一道试题下面的A、B、C、D、E五个备选答案中选择一个最佳答案，并在答题卡上将相应题号的相应字母所属的方框涂黑。

(130~132题共用题干)

患儿，2岁。2天前出现发热，当日病情加重，伴头痛、喷射状呕吐、嗜睡。患儿家属喂养猪、犬、鸡，蚊子较多。患儿未接种乙脑疫苗。村医诊断其为疑似流行性乙型脑炎。

130. 该患儿最可能的传染源是
   A. 患者
   B. 蚊子
   C. 猪
   D. 犬
   E. 鸡

131. 为防止流行性乙型脑炎在本村传播，针对该病传播途径应采取的措施是
   A. 饮用水消毒
   B. 灭蚊和防蚊
   C. 接种乙脑疫苗
   D. 加强饮食卫生
   E. 捕杀犬只

132. 疫苗接种是预防流行性乙型脑炎的重要措施之一，其常规免疫程序是
   A. 3月龄、1.5岁接种
   B. 6月龄、2岁接种
   C. 8月龄、2岁接种
   D. 1岁、6岁接种
   E. 1.5岁、6岁接种

(133~134题共用题干)

患者，男，55岁。2型糖尿病患者，身高170cm，体重75kg，腰围89cm。

133. 此人建立居民健康档案时，不必填的项目为
   A. 既往史
   B. 体质指数BMI
   C. 老年人生活自理能力评估
   D. 足背动脉搏动
   E. 家族史

134. 根据该患者上述体重指数，其情况属于
   A. 偏瘦
   B. 正常

C. 超重
D. 肥胖
E. 偏胖

(135~136题共用题干)

某社区开展2型糖尿病防治工作，采取的措施包括：广泛宣传2型糖尿病防治知识，鼓励社区人群改变不良行为和生活方式；对发现的2型糖尿病高危人群，每年至少测量1次空腹血糖，并根据高危人群血糖情况，给予健康指导；对2型糖尿病患者，每年要提供定期面对面的随访；积极开展糖尿病治疗，针对危重患者采取会诊和转诊。

135. 在该社区糖尿病防治过程中，鼓励人群改变不良行为和生活方式，属于
　　A. 第一级预防
　　B. 第二级预防
　　C. 第三级预防
　　D. 第三早预防
　　E. 以上均不正确

136. 2型糖尿病防治过程中，采取的措施中属于第三级预防的是
　　A. 对发现的2型糖尿病高危人群，每年至少测量1次空腹血糖
　　B. 鼓励社区人群改变不良行为和生活方式
　　C. 广泛宣传2型糖尿病防治知识
　　D. 根据高危人群血糖情况，给予健康指导
　　E. 对2型糖尿病患者，积极开展糖尿病治疗，针对危重患者采取会诊和转诊

(137~138共用题干)

某村医近3天陆续接诊了10例腹泻患者，初步诊断均为毒蘑菇食物中毒。

137. 下列关于食物中毒的特点，错误的是
　　A. 发病潜伏期短，来势急剧
　　B. 发病与食物有关，患者有食用同一污染食物史
　　C. 人与人之间能直接传染
　　D. 中毒患者临床表现基本相似
　　E. 停止污染食物供应后，流行即告终止

138. 该村医应采取的措施，不包括
　　A. 告知患者停止食用有毒蘑菇
　　B. 组织有关医疗机构紧急救治患者
　　C. 采取患者排泄物标本备检
　　D. 立即封存中毒或可疑中毒食物备检
　　E. 不必向当地卫生行政部门通报

(139~141题共用题干)

患者，女，27岁。经前乳房胀痛，经行不畅，血色暗红，小腹胀痛拒按，胸闷不舒，舌暗苔白，脉弦。

139. 根据其临床表现，可确诊为痛经的哪种证型
　　A. 肾虚证
　　B. 脾虚证
　　C. 肾阳虚证
　　D. 气滞血瘀证
　　E. 寒凝血瘀证

140. 治疗首选的中成药是
　　A. 艾附暖宫丸
　　B. 补中益气丸
　　C. 知柏地黄丸
　　D. 血府逐瘀胶囊
　　E. 花红片

141. 除了服用中成药，还可以选择的治疗手段是
　　A. 推拿
　　B. 拔罐
　　C. 艾灸
　　D. 刮痧
　　E. 以上皆可

(142~143题共用题干)

患者，男，23岁。高热恶寒，鼻塞流

涕，咽干痛，咳嗽，头痛，肌肉酸痛，舌偏红，苔黄。3日前曾接触过感冒患者。

142. 根据患者的临床表现，可以诊断为
　　A. 风寒感冒
　　B. 外寒内热感冒
　　C. 暑湿感冒
　　D. 流行性感冒
　　E. 风热感冒

143. 治疗宜选用的中成药是
　　A. 感冒清热颗粒
　　B. 防风通圣丸
　　C. 藿香正气胶囊
　　D. 连花清瘟胶囊
　　E. 双黄连合剂

(144～146题共用题干)

患者，男，28岁。口角㖞向右侧，左眼不能闭合，左侧额纹消失。经检查排除其他可能，确诊为面瘫。

144. 针灸治疗应选取何经穴
　　A. 以局部腧穴和手、足太阳经穴为主
　　B. 以局部腧穴和手、足少阳经穴为主
　　C. 以局部腧穴和手、足阳明经穴为主
　　D. 以局部腧穴和手、足太阴经穴为主
　　E. 以局部腧穴和手、足厥阴经穴为主

145. 下列关于配穴的说法，错误的是
　　A. 风寒证配风池、列缺
　　B. 风热证配外关、曲池
　　C. 气血不足证配足三里、气海
　　D. 人中沟㖞斜配水沟
　　E. 鼻唇沟变浅配四白

146. 下列关于面瘫急性期针刺操作的说法，错误的是
　　A. 面部腧穴针刺宜浅
　　B. 面部腧穴取穴宜少
　　C. 面部腧穴可加灸法

　　D. 肢体腧穴手法宜重
　　E. 面部腧穴手法不宜过重

(147～148题共用题干)

患者，男，50岁。肩关节疼痛半年余，痛有定处，以肩外侧疼痛为主，肩外展时疼痛加剧。

147. 其经络辨证为
　　A. 手太阳经证
　　B. 手阳明经证
　　C. 手少阳经证
　　D. 手太阴经证
　　E. 手少阴经证

148. 若使用针灸治疗，宜选用的配穴是
　　A. 后溪
　　B. 合谷
　　C. 外关
　　D. 内关
　　E. 列缺

(149～150题共用题干)

患者，女，30岁。近半年来低热，头晕眼花，身倦乏力，纳食减少，面色少华，舌淡苔薄白，脉弱。

149. 宜选用的治法是
　　A. 活血化瘀
　　B. 益气养血
　　C. 温肾培元
　　D. 滋阴清热
　　E. 温补阳气

150. 治疗应首选的中成药是
　　A. 归脾丸
　　B. 加味逍遥丸
　　C. 血府逐瘀胶囊
　　D. 补中益气丸
　　E. 知柏地黄丸

试卷标识码：

乡村全科执业助理医师资格考试
考前冲刺密卷（三）

第一单元

考生姓名：＿＿＿＿＿＿

准考证号：＿＿＿＿＿＿

考　点：＿＿＿＿＿＿

考　场　号：＿＿＿＿＿＿

A1 型题

答题说明

每一道试题下面有 A、B、C、D、E 五个备选答案。请从中选择一个最佳答案，并在答题卡上将相应题号的相应字母所属的方框涂黑。

1. 患病后找巫医驱邪治病的行为可以追溯到的医学模式是
   A. 生物医学模式
   B. 机械论医学模式
   C. 神灵主义模式
   D. 自然哲学模式
   E. 生物-心理-社会医学模式

2. 心理咨询的主要手段，不包括
   A. 宣泄
   B. 领悟
   C. 改变认知
   D. 增强自信心
   E. 强化自我控制

3. 心理治疗的原则，不包括
   A. 保密原则
   B. 真诚原则
   C. "中立"原则
   D. 回避原则
   E. 利益原则

4. 下列关于中医学道德传统的叙述，错误的是
   A. 谦和谨慎是古代医家处理同道关系的道德原则
   B. 中国古代医家注重道德的一个重要特征是精于医术
   C. 医生要"正己正物"。"正己"指诊断正确，用药恰当；"正物"指精通医理，严肃医风
   D. 中国古代医家把及时抢救患者作为自己的天职
   E. 中国古代医家十分重视医生的作风和仪表

5. "博极医源，精勤不倦"，反映了中医学道德传统中的哪项内容
   A. 治学态度至精至微
   B. 对待同道谦和谨慎
   C. 对待患者至亲之想
   D. 医疗作风端正纯良
   E. 服务态度一心赴救

6. 下列关于医学伦理的不伤害原则，说法错误的是
   A. 避免患者的躯体受到伤害
   B. 避免患者的精神受到伤害
   C. 避免患者的经济受到伤害
   D. 避免责任伤害
   E. 公正地分配卫生资源

7. 乡村医生在执业活动中不享有的权利是
   A. 进行一般医学处置，出具相应的医学证明
   B. 对患者进行无条件临床试验治疗
   C. 参与医学经验交流，参加专业学术团队
   D. 在执业活动中，人格尊严、人身安全不受侵犯
   E. 获得报酬

8. 特殊情况下需延长处方有效期，依法可延长的最长天数是
   A. 1天
   B. 2天
   C. 3天
   D. 4天

E. 5 天

9. 医师出现下列情形之一的，处方权应由其所在医疗机构予以取消，除外
   A. 离岗培训期间考试不合格
   B. 按照规定使用药品，却造成不良后果
   C. 因开具处方牟取私利
   D. 被责令暂停执业
   E. 被注销执业证书

10. 下列情形中属于疫苗接种异常反应的是
    A. 因心理因素发生的个体或群体的心因性反应
    B. 受种者有疫苗说明书规定的接种禁忌
    C. 因疫苗本身特性引起的接种后一般反应
    D. 受种者在接种时正处于某种疾病的潜伏期或前驱期，接种后偶合发病
    E. 合格疫苗在实施规范接种过程中造成机体器官功能损害

11. 我国《母婴保健法》的立法宗旨是
    A. 保障母亲和儿童的健康，提高人口素质
    B. 保障妇女和儿童的健康，提高人口素质
    C. 保证优生优育，提高人口素质
    D. 保障母亲和婴儿的健康，提高出生人口素质
    E. 保障母亲和婴儿的健康，提高人口素质

12. 下列不属于医院感染情况的是
    A. 在医院内获得而出院后发生的感染
    B. 医生在医院手术时获得的感染
    C. 入院前已处于潜伏期的感染
    D. 护士在医院内操作失误获得的感染
    E. 住院期间发生的感染

13. 下列情形中，医疗机构不承担赔偿责任的是
    A. 需要实施手术时，医务人员未及时向患者说明医疗风险、替代医疗方案
    B. 医务人员未尽到与当时医疗水平相应的诊疗义务，造成患者损害
    C. 需要进行特殊检查时，医务人员未及时向患者说明医疗风险、替代医疗方案
    D. 泄露患者隐私
    E. 限于当时的医疗水平难以诊疗

14. 患者死亡，医患双方当事人不能确定死因或者对死因有异议的，应当在患者死亡后多少小时内进行尸检
    A. 10
    B. 12
    C. 24
    D. 36
    E. 48

15. 医疗机构必须将以下项目悬挂于明显处所，除外
    A. 收费标准
    B. 诊疗科目
    C. "医疗机构执业许可证"
    D. 诊疗医生
    E. 诊疗时间

16. 下列关于医疗机构执业规则的说法，错误的是
    A. 医疗机构必须按照核准登记的诊疗科目开展诊疗活动
    B. 医疗机构可以使用非卫生技术人员从事医疗卫生技术工作
    C. 医疗机构应当加强对医务人员的医德教育
    D. 未经医师亲自诊查患者，医疗机构不得出具疾病诊断书

E. 医疗机构施行手术、特殊检查或者特殊治疗时，必须征得患者同意

17. 医疗卫生机构应当建立医疗废物的暂时贮存设施、设备，不得露天存放医疗废物。医疗废物暂时贮存的时间不得超过多少天
    A. 1
    B. 2
    C. 3
    D. 4
    E. 5

18. 下列关于三级预防的说法，错误的是
    A. 第一级预防又称病因预防
    B. 第二级预防是在疾病的临床前期做好"三早"预防工作
    C. 第三级预防又称发病后期预防
    D. 第一级预防包括个体预防和社区预防
    E. 第三级预防包括非特异性措施和特异性措施两大类

19. 太极拳、八段锦等养生方法属于
    A. 时令养生
    B. 情志养生
    C. 饮食养生
    D. 经穴养生
    E. 运动养生

20. 统计工作的基本步骤包括
    A. 统计设计
    B. 收集资料
    C. 整理资料
    D. 分析资料
    E. 以上均是

21. 计算某年某病的患病率，其分子为
    A. 当年该病的新旧病例数
    B. 当年该病的新发病例数
    C. 当年该病的治疗病例数
    D. 当年该病的死亡病例数
    E. 当年该病的已治愈病例数

22. 疾病的三间分布是流行病学研究的重要内容，其中"三间"分别是指
    A. 时间分布、地区分布、人群分布
    B. 时间分布、空间分布、人群分布
    C. 集体分布、地区分布、人群分布
    D. 时间分布、地区分布、机构分布
    E. 时间分布、属地分布、人群分布

23. 肠道传染病多发于夏秋季，体现了疾病时间分布的哪种变化形式
    A. 季节性
    B. 长期变异
    C. 流行
    D. 周期性
    E. 短期波动

24. 健康的"四大基石"不包括
    A. 合理膳食
    B. 适量运动
    C. 戒烟限酒
    D. 心理平衡
    E. 积极求医

25. 一个人的家庭环境，在健康的决定因素中属于
    A. 卫生服务因素
    B. 生物遗传因素
    C. 个人生物学特征
    D. 文化－社会环境因素
    E. 行为和生活方式因素

26. 下列不是高血压健康教育内容的是
    A. 控制血压的药物，切忌忽停忽用
    B. 合理膳食
    C. 控制体重

D. 戒烟、控制饮酒
E. 适量有规律的无氧运动

27. 糖尿病的危险因素，不包括
   A. 遗传因素
   B. 病毒感染与自身感染
   C. 肥胖
   D. 饮食与体力活动
   E. 静脉注射、输血

28. 下列关于健康素养的基本知识，错误的是
   A. 劳逸结合，每天保证7~8小时睡眠
   B. 保健食品可以代替药品
   C. 献血助人利己，提倡无偿献血
   D. 接种疫苗是预防一些传染病最有效、最经济的措施
   E. 遇到心理问题时应主动寻求帮助

29. 《健康教育服务规范》规定村卫生室和社区卫生服务站每2个月至少举办几次健康知识讲座
   A. 1
   B. 2
   C. 3
   D. 4
   E. 5

30. 影响传染病流行的自然因素是
   A. 日常气候
   B. 生活条件
   C. 居住环境
   D. 卫生习惯
   E. 人口移动

31. 《国家突发公共卫生事件应急预案》规定，根据突发公共卫生事件性质、危害程度、涉及范围，将突发公共卫生事件划分为几级
   A. 三
   B. 四
   C. 五
   D. 六
   E. 七

32. 下列不属于丙类传染病的是
   A. 流行性感冒
   B. 流行性腮腺炎
   C. 风疹
   D. 梅毒
   E. 麻风

33. 《中华人民共和国传染病防治法》将人感染高致病性禽流感归为哪类传染病
   A. 甲类
   B. 乙类
   C. 丙类
   D. 未被列入法定传染病
   E. 虽为乙类，但要按甲类管理

34. 传染病按照病原学分类，不属于病毒性疾病的是
   A. 麻疹
   B. 艾滋病
   C. 病毒性肝炎
   D. 疟疾
   E. 流行性腮腺炎

35. 下列可以做献血员的是
   A. 艾滋病携带者
   B. 乙型病毒性肝炎携带者
   C. 丙型病毒性肝炎携带者
   D. 疟疾携带者
   E. 湿疹患者

36. 出现弛张热的常见疾病是
   A. 疟疾
   B. 伤寒
   C. 败血症

D. 淋巴瘤
E. 大叶性肺炎

37. 下列各项，支持心源性水肿的是
    A. 高脂血症
    B. 颈静脉怒张
    C. 尿液改变
    D. 肝掌、蜘蛛痣
    E. 腹壁静脉曲张

38. 肢体发绀伴同侧肢体肿胀，常见于
    A. 发绀型先天性心脏病
    B. 肺动静脉瘘
    C. 深静脉血栓形成
    D. 急性呼吸衰竭
    E. 急性心力衰竭

39. 肺包虫病临床诊断的重要依据是
    A. 白色泡沫黏液痰
    B. 黄色脓样痰
    C. 铁锈色痰
    D. 果酱样痰
    E. 清水样痰伴有"粉皮"样囊壁

40. 劳力性呼吸困难，见于
    A. 心源性呼吸困难
    B. 肺源性呼吸困难
    C. 中毒性呼吸困难
    D. 血源性呼吸困难
    E. 神经精神系统疾病引起的呼吸困难

41. 眩晕的常见病因不包括
    A. 迷路炎
    B. 晕动病
    C. 椎－基底动脉供血不足
    D. 血管舒缩障碍
    E. 梅尼埃病

42. 下列哪项不属于意识障碍
    A. 嗜睡
    B. 抽搐
    C. 意识模糊
    D. 谵妄
    E. 昏迷

43. 下列不属于慢性阻塞性肺疾病（COPD）体征的是
    A. 桶状胸
    B. 触觉语颤增强
    C. 肺下界和肝浊音界下降
    D. 叩诊呈过清音、心浊音界缩小或不易叩出
    E. 肺泡呼吸音降低，呼气相延长

44. 急性气管－支气管炎的临床表现，不正确的是
    A. 主要表现为咳嗽、咳痰
    B. 肺部听诊有散在干、湿啰音
    C. 鼻咽部症状较明显
    D. X线胸片可正常或见肺纹理增粗
    E. 白细胞分类和计数多无明显改变

45. 下列关于类风湿关节炎的说法，错误的是
    A. 绝大多数患者是以关节肿胀开始发病的
    B. 关节疼痛的轻重与其肿胀的程度不相关
    C. 受累关节多为双侧性、对称性
    D. 晚期关节可出现不同程度畸形
    E. 实验室检查血清类风湿因子阳性

46. 关于小儿腹泻的临床表现，下列说法错误的是
    A. 轻型腹泻大便次数一般不超过10次/日
    B. 多为黄色水样便，含有少量黏液
    C. 食欲低下，偶有呕吐
    D. 重型腹泻常有较明显的脱水、电解质紊乱和全身中毒症状

E. 多有赤白脓血便

47. 关于小儿急性肾小球肾炎的治疗，下列说法错误的是
    A. 严重水肿或高血压者需无盐饮食
    B. 有感染灶时用氯霉素 14~21 天
    C. 高血压脑病患者降压首选硝普钠
    D. 水肿、少尿者可用氢氯噻嗪
    E. 有明显氮质血症时限蛋白并给予优质动物蛋白

48. 关于病理性黄疸，下列说法错误的是
    A. 黄疸出现时间较早
    B. 黄疸程度较重
    C. 黄疸持续时间较短
    D. 黄疸进展快
    E. 有伴随症状

49. 早产儿生理性黄疸，血清总胆红素的峰值一般不超过
    A. 234.7μmol/L
    B. 221μmol/L
    C. 257μmol/L
    D. 307.8μmol/L
    E. 342.0μmol/L

50. 麻疹恢复期皮肤可见
    A. 无色素沉着及脱屑
    B. 无色素沉着，可见脱屑
    C. 有色素沉着，可见脱屑
    D. 有色素沉着，无脱屑
    E. 有色素沉着，并有糠麸样脱屑

51. 水痘是由于感染以下哪种病原微生物引起的疾病
    A. 麻疹病毒
    B. 风疹病毒
    C. EB 病毒
    D. 柯萨奇病毒
    E. 水痘-带状疱疹病毒

52. 猩红热的典型舌象为
    A. 地图舌
    B. 红绛舌
    C. 霉酱苔
    D. 镜面舌
    E. 草莓舌

53. 关于手足口病，下列说法错误的是
    A. 经血液传播
    B. 口腔内可见散在疱疹或溃疡
    C. 手、足和臀部出现斑丘疹和疱疹
    D. 皮疹消退后不留瘢痕或色素沉着
    E. 注意隔离，避免交叉感染

54. 对乙肝病毒感染具有保护作用的是
    A. 抗-HBe
    B. 抗-HBs
    C. DNA 聚合酶
    D. 抗核抗体
    E. 抗-HBc

55. 有关肝炎病毒血清学标志物的描述，下列不正确的是
    A. 慢性 HBV 感染，抗-HBc IgM 也可阳性
    B. 抗-HAV IgM 阳性可诊断为急性 HAV 感染
    C. HBsAg 阳性表明患者有传染性
    D. 抗-HCV 阳性为 HCV 既往感染
    E. 抗-HBs 是保护性抗体

56. 确诊流行性脑脊髓膜炎最可靠的依据是
    A. 高热、头痛、呕吐
    B. 皮肤有瘀点、瘀斑
    C. 脑膜刺激征阳性
    D. 脑脊液符合化脓性脑膜炎改变
    E. 以上都不是

57. 狂犬病典型病例的临床表现分为三期,下列正确的是
   A. 前驱期、兴奋期、麻痹期
   B. 潜伏期、前驱期、兴奋期
   C. 前驱期、兴奋期、恢复期
   D. 兴奋期、麻痹期、恢复期
   E. 潜伏期、前驱期、麻痹期

58. 下列有关HIV病原学特点的说法,不正确的是
   A. 有HIV-Ⅰ、HIV-Ⅱ两个抗原型
   B. 为RNA病毒
   C. 属逆转录病毒科
   D. 主要侵犯CD_8^+T淋巴细胞
   E. 属慢病毒亚科

59. 尖锐湿疣的常见病因是
   A. 淋球菌感染
   B. 金黄色葡萄球菌感染
   C. 军团菌感染
   D. 生殖器疱疹病毒感染
   E. 人乳头瘤病毒感染

60. 关于结膜炎,下列描述错误的是
   A. 淋球菌和脑膜炎球菌感染最常引起黏液脓性分泌物
   B. 过敏性结膜炎的分泌物一般呈黏稠丝状
   C. 病毒性结膜炎的分泌物呈水样或浆液性
   D. 滤泡形成常发生于上睑结膜和下穹隆部结膜
   E. 滴眼液滴眼是治疗结膜炎最基本的给药途径

61. 下列不属于头癣的是
   A. 白癣
   B. 黄癣
   C. 黑点癣
   D. 脓癣
   E. 体癣

62. 急性乳腺炎的发病时间多在
   A. 哺乳期的3~4周内
   B. 哺乳期6~8周内
   C. 产后2~3日
   D. 妊娠期13~14周内
   E. 以上均正确

63. 抽搐伴苦笑面容,见于
   A. 癔症
   B. 破伤风
   C. 脑血管疾病
   D. 中毒性痢疾
   E. 结膜炎

64. 关于子宫颈癌的叙述,下列说法错误的是
   A. 可出现恶病质
   B. 阴道流血是常见症状
   C. 早期宫颈癌常无症状
   D. 有外生和内生两型
   E. 宫颈刮片细胞学检查是最可靠的检查方法

65. 下列关于合理用药的描述,错误的是
   A. 药品能不用就不用
   B. 药品能少用就不多用
   C. 药品能口服就不肌注
   D. 药品能肌注就不输液
   E. 保健食品能替代药品

66. 根据动物实验和总结临床实践经验,将影响胎儿的药物分为A、B、C、D、X五类。地西泮属于哪一类药物
   A. A级
   B. B级
   C. C级
   D. D级

E. X级

67. 下列说法错误的是
   A. 胺碘酮可增加血清地高辛浓度
   B. 胺碘酮可增强美托洛尔的代谢
   C. 胺碘酮可减弱辛伐他汀的代谢
   D. 胺碘酮可升高华法林的血药浓度
   E. 对乙酰氨基酚可增强华法林的抗凝作用

68. 临床上因输血导致的休克，主要是
   A. 低血容量性休克
   B. 心源性休克
   C. 溶血性休克
   D. 梗阻性休克
   E. 感染性休克

69. 胸外按压与人工呼吸的比例应为
   A. 30：2
   B. 15：2
   C. 30：4
   D. 30：1
   E. 15：3

70. 关于有机磷农药中毒毒蕈碱样症状的描述，错误的是
   A. 多汗
   B. 流泪、流涎
   C. 腹泻
   D. 尿频
   E. 肌束颤动

71. 一氧化碳中毒时，下列说法不正确的是
   A. 老人和孩子易患
   B. 老人应与脑血管意外鉴别
   C. 严重中毒血液HbCO浓度可高于50%
   D. 应立即原地抢救
   E. 迟发脑病恢复较慢

72. 患者外伤后，疑为脑震荡，下列临床症状中，最具有诊断意义的是
   A. 头部有伤痕
   B. 有短暂昏迷和逆行性遗忘
   C. 颅骨有骨折
   D. 有生命体征的改变
   E. 头颅CT正常

73. 下列不属于Ⅰ度冻伤表现的是
   A. 伤及皮肤表层
   B. 局部红肿
   C. 有麻木痒痛的感觉
   D. 表皮干脱而愈
   E. 局部可成痂

A2型题

答题说明

每一道试题是以一个小案例出现的，其下面有A、B、C、D、E五个备选答案。请从中选择一个最佳答案，并在答题卡上将相应题号的相应字母所属的方框涂黑。

74. 患者，女，16岁。因恐蛇到村卫生所寻求医疗帮助，自述从小害怕蛇，听到他人谈论蛇、看到蛇或触及蛇，都会感到恐惧。对这类患者应采取的治疗方法是
   A. 厌恶疗法
   B. 自由联想
   C. 系统脱敏
   D. 冲击疗法
   E. 梦的解析

75. 心理医生杨某，为青春期的学生吴某进行心理治疗。涉及个人隐私时，杨某让其亲人与熟人在治疗时回避，则杨某遵循的是
   A. 回避原则
   B. 利益原则
   C. 保密原则
   D. 真诚原则
   E. "中立"原则

76. 患者，女，55岁。因失眠多梦到乡卫生院就诊。咨询师通过言语和非言语的方式对患者的倾诉做出反应，比如"嗯""是的""真有意思"，必要时点头、微笑。体现了心理咨询的哪项常用技术
   A. 同感技术
   B. 真诚技术
   C. 倾听技术
   D. 询问技术
   E. 依从技术

77. 医生为患者做出诊断和治疗方案后，向患者提供包括诊疗方案的性质、作用、依据、损伤、风险以及不可预测的意外等情况，让患者或其家属自主选择。医生的做法体现了患者的哪项道德权利
   A. 知情同意权
   B. 隐私保护权
   C. 平等医疗权
   D. 利益交易权
   E. 损害索赔权

78. 患者就诊时，医生的衣冠不整、举止轻浮、态度傲慢。医生违背的伦理要求是
   A. 举止端庄，态度热情
   B. 全神贯注，语言得当
   C. 耐心倾听，正确引导
   D. 全面系统，认真细致

   E. 对症下药，节约费用

79. 村医在考虑患者为病毒性感冒后，便嘱其静脉滴注头孢菌素，口服阿莫西林及罗红霉素。本案例中，该医生主要违背的药物治疗伦理要求是
   A. 严格用药，避免滥用
   B. 对症下药，剂量安全
   C. 节约费用，公正分配
   D. 操作正规，称量精确
   E. 审方认真，调配迅速

80. 某医疗机构，计划开展婚前医学检查以及施行结扎手术和终止妊娠手术，则该医疗机构应经过哪个部门考核，并得到许可
   A. 国务院卫生行政部门
   B. 省级卫生行政部门
   C. 市级以上卫生行政部门
   D. 县级以上卫生行政部门
   E. 乡镇卫生行政部门

81. 某医师，无正当理由出现了3次以上的超常处方，则医师所在的医疗机构应当
   A. 实施动态监测
   B. 对该医师提出警告，限制其处方权
   C. 取消其处方权
   D. 责令暂停执业
   E. 注销其执业证书

82. 某乡镇药厂，使用未取得批准文号的原料药生产药品，则这种药品为
   A. 假药
   B. 劣药
   C. 不符合药品规定的药品
   D. 不合格药品
   E. 被污染药品

83. 刘某，已确诊为高血压患者。针对该患

者开展治疗或进行转诊，属于疾病预防策略的
A. 第一级预防措施
B. 第二级预防措施
C. 第三级预防措施
D. 第一、二级预防措施
E. 第二、三级预防措施

84. 患者，女，28岁。妊娠2月余，需对其普及孕期中医保健知识及分期保健要点。下列内容中不属于孕期中医保健知识的是
A. 美容美体
B. 情志调摄
C. 饮食起居
D. 用药指导
E. 健康检查

85. 吴某，产后胃脘不适，到村卫生所就诊。村医对吴某产后饮食起居的指导，错误的是
A. 适当饮用补血、祛瘀、下乳的药膳
B. 多吃流质食物，促进乳汁分泌
C. 忌食刺激性食品
D. 脾胃虚弱者可服山药扁豆粳米粥
E. 应尽量多服用补品

86. 宋某，哺乳期乳汁不足，可服用的药膳是
A. 猪蹄汤
B. 益母草红糖水
C. 当归生姜羊肉汤
D. 山药扁豆粳米粥
E. 炒谷芽加水煎服

87. 某地区今年春天，麻疹患者数明显超过历年的散发发病率水平，则认为该病的流行强度为
A. 大流行
B. 散发
C. 短期波动

D. 暴发
E. 流行

88. 蔡某患病后，及时去医院就诊，则其行为在促进健康行为中属于
A. 预警行为
B. 基本健康行为
C. 合理利用卫生服务
D. 避开环境危害行为
E. 戒除不良嗜好

89. 某村地处偏僻，村民以同伴关系为基础开展信息交流与分享，用于劝阻吸烟、预防和控制药物滥用、艾滋病/性病预防教育等信息，则该方法属于
A. 电话访问
B. 门诊个体健康教育
C. 入户面对面教育
D. 同伴教育
E. 讲座

90. 王某，平素吸烟、酗酒。查体：血压150/90mmHg。医生建议其戒烟、戒酒。王某遵照医嘱戒烟戒酒，该行为在促进健康行为中属于
A. 合理利用卫生服务
B. 避开环境危害行为
C. 基本健康行为
D. 预警行为
E. 戒除不良嗜好

91. 患者，女，58岁。左侧腰周出现绿豆大水疱，簇集成群，累累如串珠，排列成带状，疼痛较重。最可能的诊断是
A. 接触性皮炎
B. 药物性皮炎
C. 带状疱疹
D. 热疮
E. 湿疮

92. 患者,男,17岁。双耳聋4年,自诉出生后至12岁听力、说话正常。12岁时因患急性扁桃体炎,在当地医疗机构接受庆大霉素治疗。此后,患者听力逐渐下降至完全不能与人交流。该患者最可能的诊断是
A. 药物性聋
B. 突发性聋
C. 遗传性聋
D. 感染性聋
E. 功能性聋

93. 患者,男,56岁。阵发性咳嗽半个月,无咳痰、喘息或发热,服用二代头孢类抗菌药物和复方甘草合剂3天无效来诊。该患者有高血压病史,1个月前开始遵医嘱服用卡托普利(血管紧张素转换酶抑制剂)。查体:血压145/88mmHg,心、肺和腹部未见明显异常。应首选的处理是
A. 改为抗结核治疗
B. 加用糖皮质激素
C. 加用支气管舒张剂
D. 改用更高级的抗菌药物
E. 改用其他类型降压药

94. 患者,女,30岁。停经43天,阴道少量出血1周,偶有下腹正中隐痛。妇科检查:子宫如孕6周大小,双附件区无异常。最可能的诊断是
A. 异位妊娠
B. 子宫颈癌
C. 先兆流产
D. 黄体破裂
E. 子宫肌瘤

95. 患者,女,40岁。1个月前抬重物时出现腰痛,疼痛沿右腿后方放射至右足,活动后加重,休息后减轻。查体:体温36.5℃,腰部活动受限,右侧直腿抬高试验(+),右跟腱反射减弱。最可能的诊断是
A. 腰肌扭伤
B. 腰肌劳损
C. 腰椎结核
D. 腰椎管狭窄症
E. 腰椎间盘突出症

96. 患者,女,25岁。体型偏胖,近期为控制体重刻意节食。上午11时,突然出现全身乏力、心慌、恶心、出汗、晕厥。既往体健。最可能的诊断是
A. 体位性低血压
B. 阿-斯综合征
C. 单纯性晕厥
D. 低血糖
E. 重度贫血

97. 患儿,女,10岁。流涕、咽喉痛伴咳嗽3天。查体:体温37℃,鼻腔黏膜充血、水肿,有分泌物,咽部轻度充血,无脓性分泌物,心肺未见异常。最可能的诊断是
A. 普通感冒
B. 支气管炎
C. 流行性感冒
D. 支气管哮喘
E. 急性过敏性鼻炎

98. 患者,男,45岁。高血压病史5年,一直接受正规治疗,日常活动不受限,体检无异常发现,心电图正常。该患者目前心功能的临床分期属于
A. A期
B. B期
C. C期
D. D期
E. 无法分期

99. 患者，男，56岁。2年前因急性心肌梗死接受冠脉介入治疗，术后活动时无不适。近2周出现快步行走时心前区憋闷，活动终止后1~2分钟症状消失。心电图检查提示 I、aVL 导联呈 QR 型，ST 段无偏移。最可能的诊断是
    A. 急性心包炎
    B. 稳定型心绞痛
    C. 急性心肌梗死
    D. 不稳定型心绞痛
    E. 陈旧性心梗再发急性心梗

100. 患者，男，40岁。间歇性上腹痛3年。近日出现呕吐，吐后自觉舒适，呕吐物有酸臭味。查体：上腹饱满，有振水音。诊断可能为
    A. 消化性溃疡并幽门梗阻
    B. 十二指肠淤滞症
    C. 胃癌
    D. 急性胃炎
    E. 神经性呕吐

101. 患者，男，35岁。间断性双下肢水肿4年，血压升高2年，加重1周。查体：血压155/100mmHg，眼睑及双下肢轻度水肿。血常规：白细胞 6.5×10^9/L，中性粒细胞 0.62，血红蛋白 113g/L，血小板 213×10^9/L；尿常规：蛋白（++）；沉渣镜检：红细胞10~15个/高倍视野；肾功能正常。最可能的诊断是
    A. 高血压肾病
    B. 肾病综合征
    C. 慢性肾盂肾炎
    D. 急性肾小球肾炎
    E. 慢性肾小球肾炎

102. 患者，男，21岁。平时和同村邻居一同在外打工。半年前开始怀疑工友给他下毒，疑心被人跟踪，常自言自语，遂到乡卫生院就诊。查体：躯体及神经系统检查未见异常。最可能的诊断是
    A. 抑郁症
    B. 焦虑障碍
    C. 精神分裂症
    D. 病毒性脑炎
    E. 分裂情感性精神病

103. 足月儿生后2天出现黄疸，母亲血型为B型，胎儿为O型。生后3天血清胆红素 $188.1\mu mol/L$（11mg/dL）。本例诊断最可能是
    A. 新生儿 ABO 溶血病
    B. 新生儿 Rh 溶血病
    C. 生理性黄疸
    D. 败血症
    E. 胆道闭锁

104. 患儿，男，8岁。发热、头痛3天，伴神志不清6小时。既往体健。查体：体温 39.9℃，血压 110/70mmHg，浅昏迷，双侧瞳孔等大正圆，球结膜水肿，四肢可见散在瘀点，颈抵抗（+），克氏征（+）。血白细胞 20×10^9/L，中性粒细胞92%，淋巴细胞8%，血红蛋白 157g/L。腰穿脑脊液检查：压力 250mmH$_2$O，白细胞 2600×10^6/L，多核细胞88%，单核细胞12%，蛋白 3.3g/L，葡萄糖 0.8mmol/L，氯化物 91mmol/L。最可能的诊断是
    A. 败血症
    B. 中毒型痢疾
    C. 肾综合征出血热
    D. 流行性乙型脑炎
    E. 流行性脑脊髓膜炎

105. 患儿，男，8岁。听力下降，耳痛，耳内有闷胀感，按压耳屏后可暂时减轻。

查体：鼓膜内陷，鼓膜失去正常光泽，呈淡黄色。鼓气耳镜检查见鼓膜活动受限。听力学检查：音叉实验和纯音听力测试提示传导性听力下降。最可能的诊断是

A. 分泌性中耳炎
B. 急性化脓性中耳炎
C. 慢性化脓性中耳炎
D. 中耳胆脂瘤
E. 耳鸣

106. 患者，男，30岁。背部肿胀、灼痛5天，伴发热。查体：背部有一个15cm×7cm大小的红肿块，上有很多个小脓头。其诊断是

A. 痈
B. 疖
C. 蜂窝织炎
D. 丹毒
E. 疔

107. 患者，女，60岁。偶有便血，排便或久站、咳嗽、劳累、负重时肛门有赘生物脱出，需用手还纳。首先考虑的诊断为

A. 内痔
B. 直肠癌
C. 直肠息肉
D. 直肠脱垂
E. 结肠癌

108. 患者，男，60岁。肺癌患者，出现右侧上眼睑下垂，瞳孔缩小，眼球下陷，右侧面部皮肤发白，汗闭。判断肿瘤侵犯了哪条神经

A. 喉返神经
B. 臂神经丛
C. 耳蜗神经
D. 下颈交感神经结
E. 滑车神经

109. 患者，男，40岁。脑损伤6小时后，意识清，轻度头痛。下列哪项处理原则不可取

A. 意识清楚，故直接回家
B. 观察意识、瞳孔、生命体征及神经系统体征变化
C. 做头颅CT检查
D. 对症处置
E. 向家属交代有迟发性颅内血肿的可能

110. 患者，女，23岁。被人发现时呈昏迷状态。查体：神志不清，两侧瞳孔呈针尖样大小，呼吸有大蒜臭味。应首先考虑的是

A. 急性安眠药物中毒
B. 急性毒蕈中毒
C. 急性有机磷农药中毒
D. 亚硝酸盐中毒
E. 一氧化碳中毒

111. 若游客被蜂蜇伤，导游人员不能采取的方法是

A. 设法将毒刺拔出
B. 使用马齿苋等药物捣烂敷患处
C. 使用肥皂水冲洗伤口
D. 食用含有酒精的食物或饮品
E. 有严重过敏反应的患者可以使用地塞米松静滴

A3 型题

答题说明

每个案例下设若干道试题。请根据试题所提供的信息，在每一道试题下面的 A、B、C、D、E 五个备选答案中选择一个最佳答案，并在答题卡上将相应题号的相应字母所属的方框涂黑。

(112~113 题共用题干)

新生儿，出生 5 天。足月自然分娩，现出院 2 天。村医入户访视时询问和观察了母乳的喂养情况，并给予母乳喂养、护理、疾病预防等咨询指导。

112. 村医应根据具体情况酌情增加访视次数，高危新生儿的高危因素不包括
　　A. 早产儿（胎龄 <37 周）
　　B. 低出生体重儿（出生体重 <2500g）
　　C. 新生儿肺炎
　　D. 心率 120 次/分
　　E. 高龄分娩（≥35 岁）

113. 医生指导家长应该立即送新生儿去上级医院诊治的情况是
　　A. "马牙"
　　B. "螳螂嘴"
　　C. 体温 38.5℃
　　D. 心率 130 次/分
　　E. 巩膜、面部皮肤轻度黄染

(114~116 题共用题干)

患儿，女，2 周岁。面色萎黄，频繁哭闹，去医院检查血常规示：血红蛋白 95g/L。

114. 患儿此时属于儿童年龄分期中的哪一期
　　A. 婴儿期
　　B. 幼儿期
　　C. 学龄前期
　　D. 学龄期
　　E. 胎儿期

115. 营养性缺铁性贫血是小儿时期危害健康的常见病，多发生在 6 个月~3 岁的婴幼儿。血常规提示此患儿属于
　　A. 无贫血情况
　　B. 轻度贫血
　　C. 中度贫血
　　D. 重度贫血
　　E. 需立即输血

116. 以下医生喂养指导中，正确的是
　　A. 给予适量瘦肉及富含维生素 C 的蔬菜水果
　　B. 添加奶粉
　　C. 恢复纯母乳喂养
　　D. 多休息，不必更换之前的饮食习惯
　　E. 多给予患儿心理疏导

(117~119 题共用题干)

患儿，女，3 月龄。家长带其来接种百白破疫苗。

117. 百白破疫苗可以预防的疾病为
　　A. 百日咳、麻疹、破伤风
　　B. 百日咳、白喉、破伤风
　　C. 百日咳、流感、风疹
　　D. 百日咳、白癜风、炭疽
　　E. 百日咳、白癜风、破伤风

118. 百白破疫苗总共需接种几次
　　A. 1 次
　　B. 2 次
　　C. 3 次
　　D. 4 次
　　E. 5 次

119. 百白破疫苗的接种年龄为

A. 出生时、3月龄
B. 2月龄、3月龄、6月龄
C. 3月龄、4月龄、5月龄、18月龄
D. 3月龄、6月龄、9月龄、18月龄
E. 出生时、3月龄、5月龄

(120~121题共用题干)

患者,女,60岁。反复呕血伴黑便4小时。呕吐3次,每次血量约300mL,为暗红色,伴血块,混有少量胃内容物。排暗红色血便2次,每次量约150mL,不伴腹痛。查体:脉搏120次/分,血压86/50mmHg,皮肤苍白,巩膜略黄染,腹软无压痛,肝肋下未触及,脾肋下3cm,腹水征(+)。

120. 导致该患者消化道出血最可能的病因是
 A. 胃癌
 B. 脾肿瘤
 C. 十二指肠溃疡
 D. 肝硬化(失代偿期)
 E. 急性糜烂出血性胃炎

121. 应立即采取的治疗措施是
 A. 迅速补充血容量
 B. 口服雷尼替丁
 C. 输新鲜冰冻血浆
 D. 静脉注射肾上腺素
 E. 不予处理,立即转诊

(122~124题共用题干)

患者,男,45岁。既往有高血压病史6年,最高血压达160/100mmHg,糖尿病病史3年。

122. 该患者血压的控制目标是
 A. 140/90mmHg以下
 B. 140/80mmHg以下
 C. 130/90mmHg以下
 D. 130/80mmHg以下
 E. 120/80mmHg以下

123. 首选的降压药物是

A. 美托洛尔
B. 比索洛尔
C. 氨氯地平
D. 氢氯噻嗪
E. 依那普利

124. 治疗2个月后血压未达标,建议优先加用的药物是
 A. 美托洛尔
 B. 比索洛尔
 C. 氨氯地平
 D. 氢氯噻嗪
 E. 依那普利

(125~126题共用题干)

患者,男,40岁。3小时前饱餐后突发上腹痛,疼痛迅速向全腹蔓延。查体:体温37.8℃,心肺无异常,腹肌紧张,全腹有压痛、反跳痛,肝浊音界缩小。

125. 最可能的诊断是
 A. 急性胃穿孔
 B. 急性肠梗阻
 C. 急性胰腺炎
 D. 急性肝破裂
 E. 急性化脓性阑尾炎

126. 应避免采取的诊断措施是
 A. 血常规
 B. 立位腹平片
 C. X线钡餐造影
 D. 血淀粉酶检测
 E. 诊断性腹腔穿刺

(127~128题共用题干)

患者,女,60岁。发热伴有尿频、尿急3天。既往无类似发作史。查体:体温38.2℃,左侧肾区叩击痛。血常规:白细胞$12.5×10^9$/L,中性粒细胞0.85,血红蛋白123g/L,血小板$123×10^9$/L;尿常规:蛋白微量;沉渣镜检:红细胞2~3个/高倍视野,

白细胞40~50个/高倍视野;肾功能正常。

127. 导致该病最可能的病原微量生物是
    A. 厌氧菌
    B. 支原体
    C. 结核杆菌
    D. 革兰阳性球菌
    E. 革兰阴性杆菌

128. 该患者抗感染治疗的疗程一般应为
    A. 3天
    B. 1周
    C. 2周
    D. 4周
    E. 8周

(129~130题共用题干)

患者,女,25岁。活动后心悸、乏力、头晕3个月。3个月前自然分娩过程中曾有较大量出血。现为哺乳期,平素偏食。血常规:白细胞 $4.0 \times 10^9/L$,血红蛋白90g/L,平均血细胞比容(MCV)低于正常,网织红细胞1.6%,血小板 $130 \times 10^9/L$。

129. 最可能的诊断是
    A. 溶血性贫血
    B. 缺铁性贫血
    C. 慢性病贫血
    D. 巨幼细胞贫血
    E. 再生障碍性贫血

130. 给予有效治疗1周时,外周血化验通常首先出现的变化是
    A. 网织红细胞增多
    B. 血小板计数增高
    C. 白细胞计数增高
    D. 血红蛋白浓度上升
    E. 中性粒细胞比例增高

(131~132题共用题干)

患者,男,45岁。2年前因甲状腺功能亢进症(甲亢)行放射性 ^{131}I 治疗。近半年来疲倦、纳差、嗓音粗低,偶有昏迷。查体:表情淡漠,面色苍白,心率58次/分,律齐,腹平软,肝脾肋下未触及,痛觉及腱反射迟钝。

131. 最可能的诊断是
    A. 电解质紊乱
    B. 淡漠型甲亢
    C. 喉返神经麻痹
    D. 再生障碍性贫血
    E. 甲状腺功能减退症

132. 避免患者发生昏迷的关键在于
    A. 坚持甲状腺激素替代治疗
    B. 补充铁剂
    C. 保持水、电解质平衡
    D. 控制感染
    E. 维持血糖

(133~134题共用题干)

患者,男,54岁。患2型糖尿病12年。近日在家中用胰岛素治疗,突然发生昏迷。

133. 其昏迷原因最可能的是
    A. 糖尿病高渗性昏迷
    B. 乳酸性酸中毒
    C. 呼吸性酸中毒
    D. 尿毒症酸中毒
    E. 低血糖昏迷

134. 糖尿病引起失明的主要原因是
    A. 白内障
    B. 青光眼
    C. 视网膜血管病变
    D. 角膜炎
    E. 结膜炎

(135~136题共用题干)

患者,女,70岁。头痛、左侧肢体无力伴呕吐2小时,呼之不应1小时来乡卫生院就诊。查体:血压184/100mmHg,昏迷,左侧鼻唇沟变浅,左侧Babinski征阳性。医生

决定紧急处理后转至上级医院。

135. 紧急处理措施中最重要的是
   A. 活血化瘀
   B. 脱水降颅内压
   C. 静脉补充营养
   D. 给予血管扩张剂
   E. 应用抗菌药物预防感染

136. 该患者转至上级医院后，首选的辅助检查是
   A. 脑电图检查
   B. 脑脊液检查
   C. 头颅CT检查
   D. 全脑血管造影
   E. 经颅多普勒超声检查

(137~138题共用题干)

患者，女，85岁。3小时前行走时不慎摔倒，右髋部疼痛，活动时加重。查体：右下肢短缩，外旋畸形约50°；右髋部叩击痛(+)，活动障碍。

137. 最可能的诊断是
   A. 骨盆骨折
   B. 胫骨骨折
   C. 腓骨骨折
   D. 髋骨节脱位
   E. 股骨颈骨折

138. 最适宜的治疗是
   A. 尽快转往上级医院治疗
   B. 局部理疗，适度推拿按摩
   C. 对症止痛，扶助行器适度下床活动
   D. 卧床休息2个月，患足穿"丁"字鞋防旋转
   E. 皮牵引2个月，坚持股四头肌收缩训练

(139~140题共同题干)

患儿，女，6岁。发热、咽痛2天，皮疹1天。查体：体温38℃，神志清，热病面容，全身皮肤弥漫性充血，扁桃体Ⅱ度肿大，表面可见黄色分泌物，杨梅舌，环口苍白圈阳性。实验室检查：白细胞$18×10^9/L$，中性粒细胞0.87，C反应蛋白42mg/L。

139. 最可能的诊断是
   A. 麻疹
   B. 风疹
   C. 川崎病
   D. 猩红热
   E. 手足口病

140. 首选的治疗药物是
   A. 青霉素
   B. 阿司匹林
   C. 利巴韦林
   D. 丙种球蛋白
   E. 醋酸泼尼松

(141~142题共同题干)

患者，男，28岁。近3天来尿道口红肿，尿急、尿频、尿痛，尿液淋沥不止，浑浊如脂，尿道口溢脓。

141. 可诊断为
   A. 淋病
   B. 梅毒
   C. 尖锐湿疣
   D. 生殖器疱疹
   E. 膀胱炎

142. 本病主要的致病菌是
   A. 淋球菌
   B. 金黄色葡萄球菌
   C. 军团菌
   D. 生殖器疱疹病毒
   E. 人乳头瘤病毒

(143~144题共同题干)

患者，男，30岁。右小腿出现水肿性红

斑、灼热疼痛4天，伴发热、口渴。查体：右小腿肿胀，色鲜红，有小水疱，扪之灼热。

143. 最可能的诊断是
    A. 痈
    B. 附骨疽
    C. 疖
    D. 丹毒
    E. 蜂窝织炎

144. 治疗本病应首选
    A. 青霉素
    B. 氯霉素
    C. 抗组胺药
    D. 维生素C
    E. 甲硝唑

(145~146题共用题干)

患者，男，35岁。左侧腹股沟区肿块反复出现10年，除运动时稍有不便外，无其他特殊不适，平卧时肿块可以消失。3小时前肿块突然增大伴明显疼痛，恶心未吐。

145. 最可能的诊断是
    A. 睾丸肿瘤
    B. 腹股沟斜疝
    C. 皮下脂肪瘤
    D. 睾丸鞘膜积液
    E. 精索鞘膜积液

146. 该患者需转到上级医院进一步诊断和治疗的主要原因是
    A. 体重减轻
    B. 担心恶变
    C. 可能嵌顿
    D. 肿块增大
    E. 再次发作

(147~148题共用题干)

患者，男，24岁。因右下肺炎来院诊治。患者无青霉素过敏史，青霉素皮试阴性，给予青霉素400万U+0.9%氯化钠注射液100mL，静脉滴注。滴注2分钟后，患者出现哮喘症状，立即停药。

147. 该患者首选的抢救药物是
    A. 多巴胺
    B. 异丙嗪
    C. 地塞米松
    D. 肾上腺素
    E. 去甲肾上腺素

148. 上述抢救药物的最佳给药途径是
    A. 口服
    B. 肌内注射
    C. 皮下注射
    D. 静脉泵入
    E. 气管内吸入

(149~150题共用题干)

患者，女，51岁。与家人吵架后吞服百草枯10mL，2小时后出现头晕、头痛、咳嗽、胸闷、呼吸困难、发绀，吞咽时胸骨后烧灼感，伴恶心、呕吐胃内容物、腹痛、尿少。

149. 最严重的损伤是
    A. 急性肾损伤
    B. 急性肺损伤
    C. 急性肝损伤
    D. 急性右心衰竭
    E. 接触部位溃疡

150. 正确的治疗措施是
    A. 后期给予糖皮质激素
    B. 洗胃后尽快转院进行血液净化治疗
    C. 用碳酸氢钠溶液洗胃，并加用抗菌药物
    D. 尽快用高锰酸钾溶液洗胃，直到无色无味
    E. 洗胃后连续服用15%白陶土悬液

试卷标识码:

乡村全科执业助理医师资格考试
考前冲刺密卷（三）

第二单元

考生姓名：＿＿＿＿＿＿
准考证号：＿＿＿＿＿＿
考　　点：＿＿＿＿＿＿
考 场 号：＿＿＿＿＿＿

A1 型题

答题说明

每一道试题下面有 A、B、C、D、E 五个备选答案,请从中选择一个最佳答案,并在答题卡上将相应题号的相应字母所属的方框涂黑。

1. 发现传染性非典型肺炎的报告时限为
   A. 1 小时
   B. 1.5 小时
   C. 2 小时
   D. 12 小时
   E. 24 小时

2. 针对传播途径的措施主要是切断传播途径,则针对虫媒传染病应
   A. 预防性消毒
   B. 通风、戴口罩和空气消毒
   C. 消灭昆虫
   D. 对污染品和环境消毒、饮水消毒
   E. 终末消毒

3. 下列关于卡介苗接种的说法,错误的是
   A. 接种 2 周后,局部可出现红肿浸润
   B. 出现局部红肿,可以热敷
   C. 红肿随后化脓,形成小溃疡
   D. 小溃疡大多在 8~12 周自行结痂
   E. 要注意局部清洁,防止继发感染

4. 居民健康档案建立的对象是
   A. 辖区所有人员
   B. 辖区部分人员
   C. 辖区内居住半年以上的户籍居民
   D. 辖区内居住半年以上的户籍居民及非户籍居民
   E. 流动人员

5. 体质指数超过多少时,可诊断为肥胖
   A. 18
   B. 22
   C. 24
   D. 28
   E. 30

6. 儿童体重增加的最快速时期是
   A. 出生后 1~28 天
   B. 1 岁以内
   C. 1~3 岁的幼儿期
   D. 3~6、7 岁的学龄前期
   E. 6、7 岁到青春期的学龄期

7. 婴儿从 6 月龄起,需要由纯乳类的液体食物向固体食物逐渐转换,在这个食物过渡的过程中,仍需维持婴儿总奶量约每天
   A. 400mL
   B. 600mL
   C. 800mL
   D. 1000mL
   E. 1200mL

8. 整个妊娠期间至少进行几次产前检查
   A. 3
   B. 4
   C. 5
   D. 6
   E. 8

9. 容易引起胎儿畸形的因素不包括
   A. 抗癌药
   B. 电离辐射
   C. 风疹病毒感染
   D. 弓形虫感染
   E. 流感病毒感染

10. 纳入孕早期健康管理的基本检查项目是

A. 唐氏综合征筛查
B. 心电图检查
C. 染色体检查
D. 血常规检查
E. 支原体培养

11. 老年人健康管理服务对象是辖区内多少岁以上常住居民
A. 50
B. 60
C. 65
D. 70
E. 75

12. 老年人生活自理能力评估为中度依赖,可表现为
A. 可独立完成梳洗,如厕可自控
B. 能独立完成洗头、洗脸,但洗澡需要协助,偶尔失禁
C. 进餐、穿衣需要协助,经常失禁
D. 进餐、梳洗、穿衣完全需要帮助,完全失禁
E. 需要卧床、吸氧

13. 目前老年人健康管理服务的基本辅助检查项目,不包括
A. 血常规
B. 尿常规
C. 血脂
D. 骨密度
E. 心电图

14. 对原发性高血压患者,每年要提供
A. 至少1次面对面的随访
B. 至少2次面对面的随访
C. 至少3次面对面的随访
D. 至少4次面对面的随访
E. 至少5次面对面的随访

15. 针对2型糖尿病高危人群,测量空腹血糖的建议是
A. 每季度至少测量1次
B. 每半年至少测量1次
C. 每年至少测量1次
D. 每2年至少测量1次
E. 每3年至少测量1次

16. 下列关于2型糖尿病患者的饮食治疗,错误的是
A. 清淡饮食,减少钠盐摄入
B. 增加膳食纤维摄入
C. 避免高脂肪饮食
D. 坚持少餐多量
E. 适量碳水化合物饮食

17. 乡镇卫生院、村卫生室接到上级专业机构管理肺结核患者的通知单后,要在多长时间内第一次入户访视患者
A. 24小时
B. 36小时
C. 48小时
D. 50小时
E. 72小时

18. 严重精神障碍患者的服务对象应为
A. 本辖区内流动居民
B. 在辖区内有固定居所,但常年出差的患者
C. 在辖区内有固定居所,且连续居住半年以上的患者
D. 在辖区内综合医院精神卫生科住院的患者
E. 在精神专科医院住院的患者

19. 严重精神障碍患者的危险性评估分级中1级为
A. 口头威胁,喊叫,但没有打砸行为
B. 打砸行为局限在家里,且针对财物,

能被劝说制止

C. 明显打砸行为，不分场合，针对财物，不能接受劝说而停止

D. 持续的打砸行为，不分场合，针对财物或人，不能接受劝说而停止

E. 持管制性危险武器的针对人的任何暴力行为，或者纵火、爆炸等行为，无论在家里还是公共场合

20. 严重精神障碍患者健康检查的项目不包括

   A. 一般体格检查
   B. 转氨酶检测
   C. 量体重
   D. 心电图检查
   E. HIV检测

21. 体质不包括

   A. 适应能力
   B. 生理生化功能水平
   C. 身体素质和运动能力
   D. 遗传基因水平
   E. 心理状态

22. 阴虚质的总体特征是

   A. 气机郁滞，以神情抑郁、忧虑脆弱等为主要特征
   B. 元气不足，以疲乏、气短、自汗等为主要特征
   C. 先天失常，以生理缺陷、过敏反应等为主要特征
   D. 阴液亏少，以口燥咽干、手足心热等为主要特征
   E. 阳气不足，以畏寒怕冷、手足不温等为主要特征

23. 气虚质的发病倾向是

   A. 易患痰饮、肿胀、泄泻等病
   B. 易患感冒、内脏下垂等病
   C. 易患虚劳、失精、不寐等病
   D. 易患消渴、中风、胸痹等病
   E. 易患黄疸、热淋、疮疖等病

24. 下列关于小儿生理特点，错误的是

   A. 生机蓬勃，发育旺盛
   B. 脏腑娇嫩，形气未充
   C. 发病容易，传变迅速
   D. 气血不足，易于阳虚
   E. 脏气清灵，易趋康复

25. 儿童捏脊的位置是

   A. 胁肋两侧
   B. 背脊正中，督脉两侧
   C. 胸腹正中
   D. 胸腹两侧
   E. 腋下

26. 按揉足三里穴的功效是

   A. 消食积，通经络
   B. 醒神益智
   C. 解表散邪
   D. 健脾益胃，强壮体质
   E. 通经活络，化痰祛瘀

27. 老年人湿热质对外界环境的适应能力是

   A. 耐冬不耐夏，不耐受暑、热、燥邪
   B. 对梅雨季节及湿重环境适应能力差
   C. 对夏末秋初湿热气候较难适应
   D. 不耐受寒邪
   E. 对精神刺激适应能力较差

28. 食物中毒的发病特点是

   A. 较长时间才可能有多数人发病
   B. 波及范围与污染食物供应范围一致
   C. 人与人之间能直接传染
   D. 临床表现各不相同
   E. 发病潜伏期长

29. 下列各项，不属于中风发病原因或诱因的是
   A. 情志不遂
   B. 久居潮湿之所
   C. 劳逸失度
   D. 饮食不当
   E. 饮酒失当

30. 痹证治疗的基本原则是
   A. 健脾益气
   B. 养血活血
   C. 祛邪通络
   D. 温阳补火
   E. 化痰祛瘀

31. 蔬菜水果的主要卫生问题，不包括
   A. 寄生虫污染
   B. 人畜共患传染病污染
   C. 农药污染
   D. 工业废水污染
   E. 细菌污染

32. 土壤污染的来源不包括
   A. 生活垃圾
   B. 地质环境中区域性差异导致土壤中某些元素过高
   C. 工业废水
   D. 农药的使用
   E. 汽车尾气

33. "天人合一"体现的中医学观念是
   A. 辨病论
   B. 升降论
   C. 浮沉论
   D. 病因论
   E. 整体论

34. 下列各项，不属于中医综合有效干预的是
   A. 针灸
   B. 按摩
   C. 食疗
   D. 体疗
   E. 放疗

35. 中医学关于"证"的概念是
   A. 对疾病所表现症状的综合认识
   B. 对疾病症状与体征的分析过程
   C. 对疾病某一阶段的病理概括
   D. 对疾病症状与体征的调查过程
   E. 是阴阳失调的表现

36. 眼眶周围发黑多属于
   A. 肾虚水饮
   B. 血瘀日久
   C. 阳虚水泛
   D. 脾虚湿蕴
   E. 肝郁脾虚

37. 下列属于实证舌形表现的是
   A. 嫩舌
   B. 老舌
   C. 瘦舌
   D. 裂纹舌
   E. 齿痕舌

38. 下列不属于齿痕舌病因的是
   A. 寒湿壅盛
   B. 心火亢盛
   C. 脾气虚弱
   D. 湿热痰浊壅滞
   E. 阳虚水湿内停

39. 血虚发热的特点是
   A. 夜间发热，口干不多饮，面色萎黄，舌暗，脉弦
   B. 热势较低，神倦乏力，面白心悸，舌淡，脉细
   C. 发热肢冷，少气懒言，面白纳少，舌淡胖，脉细

D. 热势较低，气短乏力，自汗易感，舌淡，脉弱

E. 热势不高，精神抑郁，口干而苦，舌红，脉弦

40. 下列关于咳嗽临床意义的叙述，错误的是
   A. 干咳无痰多因燥邪犯肺或阴虚肺燥
   B. 咳声不扬、痰稠色黄多因热邪犯肺
   C. 咳声轻清低微多属新病肺气未虚
   D. 咳有痰声、痰多易咳多属痰湿阻肺
   E. 咳声重浊多因寒痰湿浊停聚于肺，肺失肃降

41. 临床表现为呼吸急促困难、喉中痰鸣的是
   A. 短气
   B. 夺气
   C. 少气
   D. 喘
   E. 哮

42. 大便泄泻，臭如败卵，或夹有未消化食物，矢气酸臭者，属于
   A. 肝郁脾虚
   B. 脾胃虚寒
   C. 脾肾阳虚
   D. 伤食
   E. 胃热

43. 亡阴、亡阳之人的汗出，多称为
   A. 自汗
   B. 绝汗
   C. 盗汗
   D. 战汗
   E. 手足心汗

44. 下列哪项不是出现头汗的常见原因
   A. 虚阳上越
   B. 阳气内郁
   C. 上焦热盛
   D. 中焦湿热蕴结
   E. 进食热汤、饮酒

45. 下列关于头痛部位辨经，错误的是
   A. 前额连眉棱骨痛，属阳明经头痛
   B. 头两侧太阳穴处痛，属少阳经头痛
   C. 后头部连项痛，属太阳经头痛
   D. 头痛连齿，属太阴经头痛
   E. 颠顶痛，属厥阴经头痛

46. 下列哪项不是便秘的常见病因
   A. 外感疫毒
   B. 胃肠积热
   C. 阳虚寒凝
   D. 气血津液亏虚
   E. 腹内癥块阻结

47. 带下色黄质黏，气味臭秽，病因多属
   A. 脾气虚
   B. 脾肾阳虚
   C. 脾虚气陷
   D. 寒湿困脾
   E. 湿热下注

48. 下列关于七情内伤影响脏腑气机的说法，错误的是
   A. 怒则气上
   B. 悲则气消
   C. 喜则气缓
   D. 思则气结
   E. 恐则气乱

49. 迟脉的临床意义是
   A. 表证
   B. 痰湿
   C. 食积
   D. 疼痛
   E. 寒证

50. 下列各项，属于寒证临床表现的是
    A. 但热不寒
    B. 恶热喜冷
    C. 口淡不渴
    D. 烦躁不宁
    E. 小便短赤

51. 手三阴经在上肢由前向后的排列顺序是
    A. 厥阴、少阴、太阴
    B. 少阴、太阴、厥阴
    C. 太阴、厥阴、少阴
    D. 厥阴、太阴、少阴
    E. 太阴、少阴、厥阴

52. 股骨大转子至腘横纹的骨度分寸是
    A. 18寸
    B. 19寸
    C. 20寸
    D. 21寸
    E. 22寸

53. 关于施灸注意事项的说法，错误的是
    A. 先灸阳经，后灸阴经
    B. 先灸上部，后灸下部
    C. 先灸少而后灸多
    D. 关节部位不宜用化脓灸
    E. 孕妇可灸腹部和腰骶部

54. 隔姜灸属于
    A. 直接灸
    B. 温和灸
    C. 瘢痕灸
    D. 间接灸
    E. 回旋灸

55. 属于热极生风证临床表现的是
    A. 手足抽搐，角弓反张，牙关紧闭
    B. 眩晕欲仆，肢麻震颤，语言謇涩
    C. 手足蠕动，五心烦热，眩晕耳鸣
    D. 手足震颤，关节拘急，肢体麻木
    E. 眩晕耳鸣，面红目赤，头重脚轻

56. 湿热蕴脾证不可能出现的症状是
    A. 肢体困重
    B. 面色晦暗
    C. 身热不扬
    D. 泛恶欲吐
    E. 脘腹胀满

57. 胃阳虚证与胃阴虚证均会出现的症状是
    A. 饥不欲食
    B. 胃脘嘈杂
    C. 胃痛痞胀
    D. 干呕呃逆
    E. 畏寒肢冷

58. 胃热炽盛证的主要临床特征是
    A. 消谷善饥
    B. 胃脘隐痛
    C. 口燥咽干
    D. 嗳腐吞酸
    E. 干呕呃逆

59. 咳嗽肺气虚证的特点是
    A. 咳嗽痰多，色白清稀
    B. 咳嗽胸闷，喉中痰鸣
    C. 咳嗽痰少，不易咳出
    D. 咳嗽痰多，色黄质黏
    E. 咳嗽无力，气短而喘

60. 不寐心脾两虚证的治法是
    A. 疏肝泻火，镇心安神
    B. 益气生血，养心安神
    C. 补益心脾，养血安神
    D. 滋阴降火，交通心肾
    E. 益气镇惊，安神定志

61. 下列属于内伤头痛特点的是

A. 病程较短
B. 起病较急
C. 多伴恶寒发热
D. 疼痛较剧，痛无休止
E. 表现为隐痛、空痛、昏痛

62. 治疗泄泻寒湿内盛证，应首选的中成药是
    A. 保和丸
    B. 四神丸
    C. 藿香正气水
    D. 参苓白术丸
    E. 不换金正气散

63. 内痔的症状特点是
    A. 便血，痔核脱出，肛门不适感
    B. 瘙痒，便血，肛门异物感
    C. 肛门坠胀，疼痛，异物感
    D. 便血，肿痛，便秘
    E. 瘙痒，便血，肿痛

64. 小儿湿热泄泻的治法是
    A. 健脾温阳，助运止泻
    B. 疏风散寒，燥湿止泻
    C. 清肠解毒，利湿止泻
    D. 消食化滞，运脾和胃
    E. 补脾温肾，固涩止泻

65. 复方丹参注射液和低分子右旋糖酐注射液混合静脉滴注，易导致的不良反应是
    A. 药效降低
    B. 中毒反应
    C. 过敏反应
    D. 诱发并发症
    E. 影响药物排泄

66. 下列不属于妊娠慎用中药的是
    A. 干姜
    B. 三七

C. 牛膝
D. 木通
E. 杜仲

67. 治疗外感风热时毒，火毒内盛所致的高热不退、烦躁不安、咽喉肿痛，宜选用的中成药是
    A. 双黄连合剂
    B. 清开灵口服液
    C. 银翘解毒片
    D. 感冒清热颗粒
    E. 板蓝根颗粒

68. 下列不属于丹参注射液适应证的是
    A. 胸痹
    B. 冠心病
    C. 感冒
    D. 心绞痛
    E. 心悸

69. 治疗脾胃虚弱，中气下陷，宜选用的中成药是
    A. 生脉饮
    B. 四神丸
    C. 补中益气丸
    D. 附子理中丸
    E. 参苓白术丸

70. 具有益气健脾、养血安神功效的中成药是
    A. 补中益气丸
    B. 归脾丸
    C. 玉屏风颗粒
    D. 四神丸
    E. 逍遥丸

71. 风热感冒的治法是
    A. 辛凉解表，宣肺润燥
    B. 辛凉解表，宣肺清热

C. 益气解表，宣肺清热

D. 清暑祛湿，解表散热

E. 辛温解表，宣肺散寒

72. 治疗胃阳不足，湿阻气滞所致的胃痛、痞满，宜选用的中成药是

   A. 气滞胃痛颗粒

   B. 木香顺气丸

   C. 补中益气丸

   D. 香砂养胃丸

   E. 保和丸

73. 具有降低转氨酶作用的中成药是

   A. 护肝片

   B. 逍遥丸

   C. 茵栀黄颗粒

   D. 消炎利胆片

   E. 杞菊地黄丸

74. 治疗肾阴虚所致的绝经前后诸证，症见烦热汗出、眩晕耳鸣、手足心热、烦躁不安，宜选用的中成药是

   A. 妇科千金片

   B. 参苓白术丸

   C. 桂枝茯苓丸

   D. 七制香附丸

   E. 更年安片

75. 治疗湿热瘀阻所致的带下病，症见赤白带下、色黄质稠、臭秽、小腹疼痛，宜选用的中成药是

   A. 妇科千金片

   B. 参苓白术丸

   C. 桂枝茯苓丸

   D. 七制香附丸

   E. 连花清瘟胶囊

76. 治疗小儿食滞化热所致的积滞，宜选用的中成药是

   A. 小儿化食丸

   B. 小建中颗粒

   C. 木香顺气丸

   D. 补中益气丸

   E. 归脾丸

77. 治疗跌打损伤、闪腰岔气、筋伤骨折、瘀血肿痛，宜选用的中成药是

   A. 七厘散

   B. 跌打丸

   C. 大活络丹

   D. 连翘败毒丸

   E. 京万红软膏

78. 三阴交穴的定位是

   A. 内踝尖上2寸，胫骨内侧面中央

   B. 内踝尖上3寸，胫骨内侧面后缘

   C. 内踝尖上3寸，胫骨内侧面前缘

   D. 内踝尖上4寸，胫骨内侧面后缘

   E. 内踝尖上5寸，胫骨内侧面前缘

79. 半握拳，以小鱼际肌和第4、5掌指关节按压于治疗部位，利用前臂来回旋转带动腕关节做屈伸连续滚动按压的手法，称为

   A. 推法

   B. 拿法

   C. 按法

   D. 揉法

   E. 擦法

80. 直接灸法分为

   A. 艾炷灸、艾条灸

   B. 艾条灸、白芥子灸

   C. 瘢痕灸、无瘢痕灸

   D. 化脓灸、瘢痕灸

   E. 非化脓灸、无瘢痕灸

81. 呕吐发作时，可施毫针强刺激以止吐的腧穴是

A. 足三里
B. 公孙
C. 胃俞
D. 天枢
E. 内关

82. 在刮痧时，刮痧板按压的力度大，刮拭的速度快，时间相对较短，属于
A. 补法
B. 泻法
C. 平补平泻法
D. 摩擦法
E. 梳刮法

83. 紫草膏的适宜使用方法是
A. 撒敷法
B. 调敷法
C. 涂敷法
D. 吹敷法
E. 贴敷法

84. 用于气阴两亏，症见心悸气短、脉微自汗的中成药是
A. 生脉饮
B. 归脾丸
C. 苏合香丸
D. 川芎茶调散
E. 玉屏风颗粒

A2 型题

答题说明
每一道试题是以一个小案例出现的，其下面有 A、B、C、D、E 五个备选答案。请从中选择一个最佳答案，并在答题卡上将相应题号的相应字母所属的方框涂黑。

85. 某幼儿园，在 1 周内，发生多个麻疹病例，则发生多少例麻疹病例后，应当进行突发公共卫生事件信息报告
A. 5
B. 10
C. 15
D. 20
E. 30

86. 某镇卫生院发现传染病流行性腮腺炎，应在规定时间内进行传染病网络直报。其限定时间为
A. 1 小时
B. 1.5 小时
C. 2 小时
D. 12 小时
E. 24 小时

87. 患者，男，40 岁，家禽养殖户。因接触死禽后出现发热、咳嗽等症状，随后出现呼吸困难到村卫生室就诊，医生初步诊断为疑似人感染高致病性禽流感。该医生正确的处理措施是
A. 就地治疗，治疗无效再转诊
B. 让家属接回家，居家隔离
C. 立即进行疫情报告并转诊
D. 立即转诊，不用报告疫情
E. 疑似病例等确诊后再转诊

88. 某村民被诊断为伤寒，在乡卫生院隔离治疗，随后该院工作人员对该村民家进行彻底消毒。此行为属于
A. 日常消毒
B. 随时消毒
C. 中间消毒
D. 终末消毒
E. 预防性消毒

89. 某儿童6月龄。家长带其到镇卫生院咨询。医生告知，该幼儿按免疫规划程序应接种的疫苗是
   A. 乙肝疫苗第2剂、麻腮风疫苗第1剂
   B. A群流脑多糖疫苗第1剂、麻腮风疫苗第1剂
   C. 乙肝疫苗第2剂、A群流脑多糖疫苗第1剂
   D. 百白破疫苗第2剂、麻腮风疫苗第1剂
   E. 乙肝疫苗第3剂、A群流脑多糖疫苗第1剂

90. 患儿，4月龄。前日其母喂其蛋黄后，出现哭闹不安、大便干结。此时应当
   A. 改为混合喂养
   B. 暂停母乳喂养
   C. 改为人工喂养
   D. 继续添加辅食
   E. 停止添加辅食，恢复纯母乳喂养

91. 新生儿，出生15天。胎龄36周自然分娩，纯母乳喂养，乳量充足。为预防佝偻病，每日应补充的制剂及剂量是
   A. 钙剂200mg
   B. 维生素D 400IU
   C. 维生素D 800IU
   D. 钙剂200mg + 维生素D 400IU
   E. 钙剂200mg + 维生素D 600IU

92. 患者，女，27岁。停经45天。3天来晨起恶心，轻度呕吐，诊断为早期妊娠。该孕妇曾分娩1早产儿。查体：身高150cm，血压100/70mmHg。实验室检查：血红蛋白110g/L。以下属于该孕妇高危因素的是
   A. 身高
   B. 血压
   C. 早产史
   D. 血红蛋白
   E. 早孕反应

93. 患者，男，85岁。在健康体检中生活自理能力评估表得分为20分。该老人生活自理能力评估程度为
   A. 可自理
   B. 轻度依赖
   C. 中度依赖
   D. 不用依赖
   E. 不能自理

94. 患者，男，40岁。第1次测量血压，收缩压为145mmHg，在排除可能引起血压升高的因素后预约其复查。以下可初步诊断为高血压的情况是
   A. 当天再测1次，收缩压高于140mmHg
   B. 当天再测2次，收缩压均高于140mmHg
   C. 当天再测3次，收缩压均高于140mmHg
   D. 第2天再测3次，收缩压均高于140mmHg
   E. 第2、3天各测1次，收缩压均高于140mmHg

95. 某男性村民，49岁。健康检查发现血压150/100mmHg，经过一段时间治疗，血压控制不满意。转诊至专科医生处，对药物种类、剂量进行了调整。调整后村医应进行随访的时间是
   A. 3天内
   B. 1周内
   C. 2周内
   D. 1个月内
   E. 2个月内

96. 某乡镇居民5000人，2型糖尿病患者500人，其中150人参加了2型糖尿病患者的健康管理，达到规范管理要求的50人。该乡镇的2型糖尿病患者规范健

康管理率是

A. 50/150×100%
B. 50/500×100%
C. 150/500×100%
D. 50/5000×100%
E. 150/5000×100%

97. 患者，男，35岁。双相情感障碍患者，居家治疗10年。社区医生电话随访时，其父称药物由患者母亲负责管理，且目前患者状况"还行"。随访表应记录为
A. 危险行为等级为0级
B. 服药依从性为规律
C. 患者自知力为完全
D. 本次随访分类为稳定
E. 需进一步询问后再填写

98. 患者，35岁。平素喜食肥甘，面部皮肤多油，多汗且黏，胸闷，舌苔腻，脉滑。其体质属
A. 气虚质
B. 气郁质
C. 阴虚质
D. 阳虚质
E. 痰湿质

99. 患者，85岁。平素肤色晦暗，易出现瘀斑，口唇暗淡，舌下络脉紫暗，脉涩。其体质属
A. 阴虚质
B. 痰湿质
C. 气虚质
D. 血瘀质
E. 气郁质

100. 方某，30月龄。家长带其到乡卫生所咨询传统中医穴位按揉方法，则应向方某家长传授什么方法

A. 摩腹
B. 按揉迎香穴
C. 按揉足三里穴
D. 按揉四神聪穴
E. 捏脊

101. 某村医陆续接诊了3例腹泻患者，初步诊断均为食用霉变甘蔗中毒所致。该村医采取的预防措施中，错误的是
A. 及时报告当地食品卫生监督机构
B. 对患者进行隔离治疗
C. 告知患者停止食用霉变甘蔗
D. 协助采取患者标本以备送检
E. 对当地村民进行卫生知识宣传

102. 患者，女，33岁。近1个月来情志抑郁，两胁胀痛，月经不调，舌淡苔薄白。其最可能出现的脉象是
A. 虚脉
B. 弦脉
C. 沉脉
D. 细脉
E. 浮脉

103. 患者，女，35岁。近半年来恶寒喜暖，四肢冷痛，小便清长，大便稀溏，面色白，舌淡苔白，脉迟。其临床意义是
A. 阳虚阴盛
B. 感受湿邪
C. 肝气郁结
D. 阳气亢盛
E. 气血亏虚

104. 患者，男，45岁。平素急躁易怒，口苦，今日因事与人争吵时突感头晕，站立不住，语言謇涩，面赤如醉，舌体颤动，脉弦。其辨证是
A. 肝阳化风证
B. 肝风内动证

C. 寒滞肝脉证
D. 肝郁气滞证
E. 寒湿下注证

105. 患者，女，25岁。形寒肢冷，面色苍白，双下肢稍肿，腹泻不爽，尿少。其舌象多为
   A. 舌红苔白滑
   B. 舌淡嫩苔白滑
   C. 舌边红苔黑润
   D. 舌红瘦苔黑
   E. 舌绛苔黏腻

106. 患者，女，55岁。近半年来心悸怔忡，胸闷，困倦易睡，畏寒肢冷，面唇青紫，舌淡暗，苔白滑，脉弱。其辨证是
   A. 心阴虚证
   B. 心阳虚证
   C. 寒凝心脉证
   D. 气滞血瘀证
   E. 气阴两虚证

107. 患者，男，42岁。胃痛已10余年，多在受凉或吃冷食后发作，疼痛较剧烈，得温痛减，食欲尚好，舌淡苔白润，脉沉紧。最可能的临床诊断是
   A. 寒滞胃肠证
   B. 脾阳虚证
   C. 脾气虚证
   D. 寒湿困脾证
   E. 胃气虚证

108. 患者，男，36岁。大便燥结，3～4日一行，腹胀作痛，口干口臭，舌红苔黄燥，脉细涩。其辨证为
   A. 肠燥津亏证
   B. 肠道湿热证
   C. 肠热腑实证
   D. 小肠实热证

E. 胃肠气滞证

109. 患者，男，27岁。咳嗽，咳黄稠痰，鼻流浊涕，口干咽痛，身热，微恶风寒，舌红，脉浮数。其辨证为
   A. 风热犯肺证
   B. 燥邪犯肺证
   C. 肺肾阴虚证
   D. 寒痰阻肺证
   E. 肺脾两虚证

110. 患者，女，35岁。头晕目涩，腰膝酸软，颧红盗汗，月经量少，舌红少苔，脉细数。其病机是
   A. 肺气虚
   B. 肝阴虚
   C. 肾气虚
   D. 肾阳虚
   E. 肾阴虚

111. 患者，女，18岁。近2个月来月经后期，常感少腹冷痛，按压疼痛加重，喜暖，口淡不渴，舌淡，苔白而润，脉紧。其临床意义是
   A. 寒凝
   B. 痰湿
   C. 肝郁
   D. 肾虚
   E. 阳虚

112. 患者左胸闷痛4年，近来气短喘促，咳痰，痰多黏腻色白，倦怠乏力，恶心，舌体胖，苔白腻，脉滑。治疗应选用的中成药是
   A. 柴胡疏肝丸
   B. 血府逐瘀丸
   C. 丹蒌片
   D. 通心络胶囊
   E. 复方丹参滴丸

113. 患者突发头晕，耳鸣，头目胀痛，口苦，失眠多梦，遇烦劳、郁怒而加重，甚则仆倒，面色潮红，急躁易怒，舌红苔薄黄，脉弦。其治法为
   A. 疏风清热，和络止痛
   B. 平肝潜阳，清火息风
   C. 养阴柔肝，潜阳息风
   D. 健脾燥湿，化痰降逆
   E. 清肝泻肺，豁痰开窍

114. 患者生气后感胃脘胀痛，痛连两胁，恼怒痛甚，嗳气则痛减，胸闷，喜长太息，大便不畅，舌苔薄白，脉弦。治疗应首选的中成药是
   A. 良附丸
   B. 胃苏颗粒
   C. 保和丸
   D. 藿香正气丸
   E. 温胃舒颗粒

115. 患者呕吐酸腐，脘腹胀满，嗳气厌食，吐后反快，大便溏，气味臭秽，苔厚腻，脉滑。治疗应首选的中成药是
   A. 附子理中丸
   B. 左金丸
   C. 藿香正气丸
   D. 人参健脾丸
   E. 保和丸

116. 患者，女，39岁。曾患慢性盆腔炎。近半年来带下量多，色黄质稠，腰酸作痛，舌红苔黄腻，脉弦滑。治疗应首选的中成药是
   A. 艾附暖宫丸
   B. 补中益气丸
   C. 知柏地黄丸
   D. 花红片
   E. 肾气丸

117. 患儿，6岁。泄泻1天，泻下稀薄如水注，粪色深黄臭秽，夹有少量黏液，腹部时感疼痛，食欲减退，恶心欲吐，口渴引饮，舌红苔黄腻。其诊断为
   A. 风寒泄泻
   B. 湿热泄泻
   C. 伤食泄泻
   D. 脾虚泄泻
   E. 肾虚泄泻

118. 老年患者，大便干结，腹中胀满，口干口臭，面红身热，心烦不安，多汗，时欲饮冷，小便短赤，舌红，苔黄燥，脉滑数。针灸治疗除主穴外，还应选取的配穴是
   A. 梁门、公孙
   B. 合谷、内庭
   C. 脾俞、气海
   D. 肝俞、太冲
   E. 上脘、外关

119. 患者肢体关节疼痛剧烈，部位固定，遇寒则甚，得热则缓，关节活动不利，舌淡苔薄白，脉弦紧。治疗应首选的中成药是
   A. 九味羌活丸
   B. 小活络丸
   C. 木瓜丸
   D. 祖师麻片
   E. 正清风痛宁片

120. 患者有痔疮病史10余年，便后经常有异物脱出肛外。昨日腹泻后，异物卡在肛门，出血鲜红并污及内裤，继而肛门肿胀、疼痛。肛门视诊：内痔嵌顿并发肛门水肿。舌质红，苔黄腻，脉弦细涩。其内治法是
   A. 清热凉血，祛风止血
   B. 健脾和胃，清化湿热
   C. 补中益气，升阳举陷

D. 清热利湿，行气活血

E. 养阴清热，解毒止血

121. 患者经期小腹冷痛，得热痛减，月经推后，量少，色暗有块，面色青白，肢冷畏寒，舌暗苔白，脉沉紧。使用灸法治疗时，应选取的腧穴是

A. 合谷、血海

B. 次髎、三阴交

C. 太冲、关元

D. 关元、三阴交

E. 肝俞、肾俞

122. 患者带下量多，色白质黏，呈豆渣样，小腹作痛，小便黄，舌红，苔黄腻，脉滑数。治疗应首选的中成药是

A. 左归丸

B. 丹栀逍遥丸

C. 知柏地黄丸

D. 艾附暖宫丸

E. 妇科千金片

123. 患儿，11月龄。2天前鼻塞流涕。今日大便清稀，多泡沫，腹痛肠鸣，舌淡，苔薄白，指纹淡红。其推拿治疗的方法是

A. 清补脾土、清大肠、清小肠、退六腑

B. 揉外劳宫、推三关、摩腹、揉龟尾

C. 推板门、清大肠、补脾土、摩腹、逆运外八卦

D. 清脾、推四横纹、清天河水、按压太冲

E. 推三关、补脾土、补大肠、摩腹、推上七节骨、捏脊

124. 患者，男，33岁。口角㖞斜2天。现症见口角左㖞，右侧眼睑闭合不全，右侧额纹消失，右口角流涎，右耳后疼，纳食可，二便调，舌质淡红，苔薄白，脉缓。中药热敷的部位是

A. 前额及头顶部

B. 左侧面部

C. 后背部及颈部

D. 右侧肩颈部

E. 右侧面部及耳后

125. 患者，女，53岁。肩关节主动和被动外展、后伸、上举等功能明显受限2年，肩部肌肉已经出现萎缩。推拿治疗应选取的腧穴是

A. 肩井、肩髃、肩髎、肩贞、天宗、臂臑、曲池

B. 肩前、肩井、臂臑、肩贞、天宗、曲池、内关

C. 肩前、极泉、肩髎、肩贞、阳池、曲池、天宗

D. 肩前、肩髎、风池、肩贞、天宗、曲池、列缺

E. 肩前、肩髎、臂臑、肩贞、阳溪、曲池、偏历

126. 患者，男，52岁。因心律失常服用心律平片（普罗帕酮）控制。近因心前区时作疼痛，找出家中的麝香保心丸拟自行服用。若心律平片与麝香保心丸同时服用，易出现的不良反应是

A. 心搏骤停

B. 血压升高

C. 血糖升高

D. 出血现象

E. 皮肤过敏

127. 患者，男，34岁。下痢1周，大便为脓血便，里急后重，肛门灼热。某医院诊断为细菌性痢疾，宜选用的中成药是

A. 复方黄连素片

B. 归脾丸

C. 四神丸

D. 六味地黄丸

E. 补中益气丸

128. 患者，女，24岁。诊断为下焦虚寒型痛经，服用艾附暖宫丸治疗。其正确的服药方法是

A. 痛经发作时服药，连服3个月

B. 痛经发作时服药，连服1周

C. 经前10～14天开始服药，连服2周

D. 经前3～5天开始服药，连服1周

E. 经后5～7天开始服药，连服2周

129. 患者，女，29岁。患热毒蕴结肌肤所致的疮疡，欲使用连翘败毒丸治疗，下列各项错误的是

A. 问诊清楚，孕妇禁用

B. 忌食辛辣、油腻之品

C. 疮疡阴证者慎用

D. 红肿热痛、溃脓稠厚者可用

E. 红肿发硬、灼热疼痛者可用

A3型题

答题说明

每个案例下设若干道试题。请根据试题所提供的信息，在每一道试题下面的A、B、C、D、E五个备选答案中选一个最佳答案，并在答题卡上将相应题号的相应字母所属的方框涂黑。

(130～131共用题干)

某幼儿园在查验新生预防接种证时，发现2岁的吴某未依照国家免疫规划接种，也未办理过预防接种证。该幼儿园按规定向所在地疾病预防控制机构进行报告，并协助督促家长带孩子及时进行了补种。

130. 国家实行有计划的预防接种制度，对儿童实行的制度为

A. 计划免疫

B. 预防接种

C. 预防接种证

D. 疫苗接种

E. 疫苗保健

131. 吴某在6月龄时，随父母搬离了原出生地，则他应到何地补办或补种

A. 疾控中心

B. 原出生地的接种单位

C. 医疗机构

D. 现居住地的接种单位

E. 卫生监督部门

(132～133题共用题干)

王某近来因身体不适到某医院就诊，经检查被确诊患有某种应当采取甲类传染病控制措施的乙类传染病。医院立即对王某采取了相应的隔离治疗措施，但王某在隔离期未满的情况下擅自脱离隔离治疗。为保护公众健康，医院在有关部门的协助下对王某采取了强制隔离治疗措施。

132. 根据上述情况，王某被确诊患有的乙类传染病最可能是

A. 艾滋病

B. 狂犬病

C. 病毒性肝炎

D. 流行性出血热

E. 传染性非典型肺炎

133. 依法可以协助该医院采取强制隔离治疗措施的单位是

A. 公安机关

B. 街道办事处

C. 卫生行政部门

D. 卫生监督机构
E. 疾病预防控制机构

(134～135题共用题干)

患儿，男，8月龄。健康状况符合接种要求，按规定接种乙型脑炎灭活病毒疫苗。

134. 该婴儿接种该疫苗的部位和途径是
    A. 上臂三角肌下缘，皮内注射
    B. 上臂外侧三角肌下缘，肌内注射
    C. 上臂外侧三角肌下缘，皮下注射
    D. 大腿前外侧中部，肌内注射
    E. 上臂三角肌，皮下注射

135. 假如该婴儿出现下列情况，可按原计划完成本次疫苗接种的是
    A. 轻度发热
    B. 心率120次/分
    C. 患急性疾病
    D. 近日曾数次高热惊厥
    E. 有轻度的神经系统疾患

(136～138题共用题干)

患者，女，32岁。停经50天，晨起恶心、呕吐10天，偶有头晕；已服用小剂量叶酸4个月。既往体健，月经规律，曾生育1健康男孩。今日到乡卫生院检查，确诊为早期妊娠，建立《母子保健手册》，并进行了检查。查体：血压110/65mmHg，体重指数（BMI）为23kg/m²；实验室检查：血红蛋白95g/L。

136. 该孕妇存在的异常情况是
    A. 妊娠剧吐
    B. 高血压
    C. 低血压
    D. 贫血
    E. 肥胖

137. 检查后给予保健指导的重点是
    A. 体重管理
    B. 营养指导

C. 心理指导
D. 卫生指导
E. 血压指导

138. 基层医疗卫生机构为孕妇建立《母子保健手册》的时间应为
    A. 怀孕13周前
    B. 怀孕15周前
    C. 怀孕20周前
    D. 怀孕28周前
    E. 分娩之前

(139～141题共用题干)

患者，女，38岁。带下量多，质清稀如水，腰酸如折，畏寒肢冷，小腹冷感，面色晦暗，小便清长，大便溏薄，舌质淡，苔白润，脉沉迟。

139. 根据临床表现，确诊为带下病的哪种证型
    A. 肾阳虚证
    B. 肾阴虚证
    C. 脾阳虚证
    D. 湿热下注证
    E. 阴阳两虚证

140. 宜选用的治法是
    A. 温肾健脾，固涩止带
    B. 温补肝肾，固涩止带
    C. 温肾培元，固涩止带
    D. 清热利湿，固涩止带
    E. 温补脾肾，固涩止带

141. 治疗应首选的中成药是
    A. 艾附暖宫丸
    B. 补中益气丸
    C. 知柏地黄丸
    D. 花红片
    E. 肾气丸

(142～143题共用题干)

患者，男，30岁。咳嗽1周，痰多色黄而黏稠，口干胸闷，舌红苔黄腻，脉滑数。

142. 根据患者的临床表现，可以诊断为
   A. 风寒咳嗽
   B. 风热咳嗽
   C. 肺热咳嗽
   D. 痰湿咳嗽
   E. 痰热咳嗽

143. 治疗应选用的中成药是
   A. 玉屏风颗粒
   B. 橘红丸
   C. 急支糖浆
   D. 通宣理肺丸
   E. 防风通圣丸

(144～146题共用题干)

患者，女，32岁。腰部疼痛半年余，每逢阴雨天气加重，活动后或可减轻，身体困重，小便短赤，苔黄腻，脉濡数。

144. 根据其临床表现，可诊断为
   A. 肾阴虚腰痛
   B. 肾阳虚腰痛
   C. 寒湿腰痛
   D. 湿热腰痛
   E. 瘀血腰痛

145. 治宜选用的中成药是
   A. 四妙丸
   B. 左归丸
   C. 右归丸
   D. 小活络丸
   E. 血府逐瘀胶囊

146. 若使用针灸治疗该病，宜选用的主穴是
   A. 阿是穴、腰阳关、委中
   B. 阿是穴、腰阳关、膈俞
   C. 阿是穴、大肠俞、委中
   D. 阿是穴、大肠俞、膈俞
   E. 阿是穴、相应夹脊穴、后溪

(147～148题共用题干)

患儿，5岁。咳嗽频作，咽痒声重，痰白清稀，鼻流清涕，恶寒发热，无汗，舌红苔薄白，脉浮紧。

147. 该患儿应诊断为
   A. 肺炎喘嗽（风寒闭肺证）
   B. 肺炎喘嗽（风热闭肺证）
   C. 风寒咳嗽
   D. 风热咳嗽
   E. 风寒感冒

148. 治疗宜选用的中成药是
   A. 通宣理肺丸
   B. 清金化痰丸
   C. 防风通圣丸
   D. 清宣止咳颗粒
   E. 小儿咳喘灵口服液

(149～150题共用题干)

患者，女，57岁。腹泻1周，每于黎明之前，腹部作痛，肠鸣即泻，泻后则安，形寒肢冷，腰膝酸软，舌淡苔白，脉沉细。

149. 治疗应首选的中成药是
   A. 参附理中丸
   B. 附子理中丸
   C. 四神丸
   D. 济生肾气丸
   E. 金匮肾气丸

150. 该中成药中的君药是
   A. 肉豆蔻
   B. 补骨脂
   C. 五味子
   D. 附子
   E. 人参

乡村全科执业助理医师资格考试考前冲刺密卷答案与解析

乡村全科执业助理医师资格考试考前冲刺密卷（一）

第一单元

A1 型题

1. 答案：E 解析：建立良好的医患关系，应该树立新的生物－心理－社会医学模式下的医学观。现代生物－心理－社会医学模式认为，患病不仅仅是一个生物学过程，也是一种心理体验和社会文化体验。

2. 答案：A 解析：情绪良好是经常保持愉快、开朗、自信的心情，善于从生活中寻求乐趣，对生活充满希望。智力正常是人正常生活的最基本的心理条件，是心理健康的首要标准。人际和谐表现在乐于与人交往，在交往中保持独立而完整的人格，能客观评价别人，交往中积极态度多于消极态度。适应环境主要指具有积极的处世态度，对社会现状有较清晰正确的认识，能顺应社会改革变化的进步趋势，勇于改造现实环境。人格完整表现在人格的各个结构要素不存在明显的缺陷与偏差，具有清醒的自我意识，以积极进取的人生观作为人格的核心，有相对完整统一的心理特征。

3. 答案：D 解析：医生采用以下措施有助于患者的记忆：①将医嘱内容进行归纳。②指导力求具体：对需要患者进行配合的要求应明确、具体，不要一般而言或模糊笼统。③重要的医嘱首先提出。④语句表达通俗易懂，简洁明了。⑤复述可以增强记忆。在患者离开前让其将医嘱复述一遍，有利于增强记忆。

4. 答案：C 解析：A 为患者转诊的伦理要求，BCDE 为药物治疗的伦理要求。医师应该具体了解患者的病情，不能只根据家属的描述进行开药。

5. 答案：D 解析：共同参与模式是医患双方共同参与医疗方案的决定与实施。该模式类似于成人与成人之间的关系，适用于具有一定医学知识背景的患者或长期的慢性病患者。

6. 答案：B 解析：在医疗活动中，医师的道德义务主要包括：①遵守法律、法规，遵守技术操作规范。②树立敬业精神，遵守职业道德，履行医师职责，尽职尽责为患者服务。③关心、爱护、尊重患者，保护患者的隐私。④努力钻研业务，更新知识，提高专业技术水平。⑤宣传卫生保健知识，对患者进行健康教育。以上既是医师的法律义务，也是医师的道德义务。此外，医师的道德义务还要求把对患者应尽义务与对他人、社会应尽义务统一起来，并且把维护和促进患者权利的实现也视为应尽的义务。

7. 答案：C 解析：严重精神障碍患者健康管理服务中的伦理要求包括：尊重患者的人格和权利；同情和关怀患者；关心和帮助患者家属；培养认真负责的态度和奉献精神。

8. 答案：A 解析：乡村医生是指尚未取得执业医师资格或者执业助理医师资格，经注册在村医疗卫生机构从事预防、保健和一般医疗服务的卫生技术人员。

9. 答案：D 解析：《执业医师法》规定，医师在执业活动中享有以下权利：①在注册的执业范围内，进行医学诊查、疾病调查、医学处置，出具相应的医学证明文件，选择合理的医疗、预防、保健方案。②按照国务院卫生行政部门规定的标准，获得与本人执业活动相当的医疗设备基本条件。③从事医学研究、学术交流，参加医师协会和专业学术团体。④参加专业培训，接受继续医学教育。⑤在执业活动中，人格尊严、人身安全不受侵犯。⑥获取工资报酬和津贴，享受国家规定的福利待遇。⑦对所在机构的医疗、预防、保健工作和卫生行政部门的工作提出意见和建议，依法参加所在机构的民主管理。

10. 答案：E 解析：《医疗事故处理条例》规定，有下列情形之一的，不属于医疗事故：①在紧急情况下，为抢救垂危患者生命而采取紧急医学措施造成不良后果的。②在医疗活动中，由于患者病情异常或者患者体质特殊而发生医疗意外的。③在现有医学科学技术条件下，发生无法预料或者不能防范的不良后果的。④无过错输血感染，造成不良后果的。⑤因患方原因延误诊疗，导致不良后果的。⑥因不可抗力造成不良后果的。

11. 答案：E 解析：药品名称应当使用规范的中文名称书写，没有中文名称的可以使用规范的英文名称书写；医疗机构或者医师、药师不得自行编制药品缩写名称或者使用代号。

12. 答案：C 解析：《处方管理办法》规定：处方一般不得超过7日用量；急诊处方一般不得超过3日用量。

13. 答案：B 解析：医疗器械、器具的消毒工作技术规范要求：①进入人体组织、无菌器官的医疗器械、器具和物品必须达到灭菌水平。②接触皮肤、黏膜的医疗器械、器具和物品必须达到消毒水平。③各种用于注射、穿刺、采血等有创操作的医疗器具必须一用一灭菌。④一次性使用的医疗器械、器具不得重复使用。

14. 答案：B 解析：任何单位或个人，若要开展诊疗活动，均需依法取得《医疗机构执业许可证》。

15. 答案：E 解析：《人口与计划生育法》规定：计划生育技术服务机构和从事计划生育技术服务的医疗、保健机构应当在各自的职责范围内，针对育龄人群开展人口与计划生育基础知识宣传教育，对已婚育龄妇女开展孕情检查、随访服务工作，承担计划生育、生殖保健的咨询、指导和技术服务，指导实行计划生育的公民选择安全、有效、适宜的避孕措施。严禁非医学需要的胎儿性别鉴定和选择性别的人工终止妊娠。

16. 答案：D 解析：现阶段正在实施的国家基本公共卫生服务项目有12项：①居民健康档案管理；②健康教育；③预防接种；④0~6岁儿童健康管理；⑤孕产妇健康管理；⑥老年人健康管理；⑦慢性病患者健康管理（高血压患者健康管理和2型糖尿病患者健康管理）；⑧严重精神障碍患者健康管理；⑨肺结核病患者健康管理；⑩中医药健康管理；⑪传染病及突发公共卫生事件报告和处理；⑫卫生计生监督协管。1型糖尿病患者健康管理并不包含在内。

17. 答案：E 解析：断乳可采用中药的方法回乳：炒麦芽加水煎服，每日1剂，连服3天，同时乳房局部湿热敷。

18. 答案：B 解析：中医药预防与养生保健的主要服务方式包括：①针灸、推拿、刮痧、拔罐及经络养生；②四时养生，食疗与药膳，冬病夏治，夏病冬治；③五禽戏、八段锦、太极拳及气功导引等调摄情志，体质养生。

19. 答案：D 解析：算术平均数简称均数，是描述一个变量的所有观察值的平均水平。

20. 答案：D 解析：散发是指某病发病率维持在历年的一般水平，散在发生或零星出现，病例之间无明显的关联性；暴发是指在一个局部地区或集体单位中，短时间内突然出现许多临床症状相似的患者的现象。所以ABCE均为爆发，D为散发。

21. 答案：D 解析：周期性是指疾病

有规律地每隔一段时间发生一次流行的现象。例如,流行性脑脊髓膜炎7～9年流行一次。

22. 答案:B 解析:年龄与疾病之间的关系极为密切。易于传播且病后有较巩固免疫力的传染病如麻疹、腮腺炎,儿童时期发病率高;慢性病如心脑血管病随年龄增长发病率增加;性传播疾病如淋病则在青壮年为发病高峰。季节性:呼吸道传染病一年四季都可发生,但冬春季高发。周期性:麻疹在人类应用有效疫苗前常在城市表现为2年一次流行高峰。

23. 答案:C 解析:影响健康的四大因素包括行为和生活方式因素、环境因素、生物学因素、卫生服务因素。

24. 答案:C 解析:危害健康行为指偏离个人、他人乃至社会的健康期望,客观上不利于健康的一组行为。其主要特点为:①危害性:行为对个体、他人乃至社会的健康有直接或间接的危害。②稳定性:行为非偶然发生,有一定强度的行为维持需保持相当的时间。③习得性:危害健康的行为都是在个体后天的生活经历中学会的。

25. 答案:E 解析:艾滋病的高危人群一般指卖淫嫖娼者、吸毒者、同性恋者、受劳动教养的人员以及性病患者、艾滋病毒感染者和艾滋病患者的亲属。重点人群指年轻人、流动人口、宾馆或服务行业人员、长途汽车司机。

26. 答案:D 解析:每个机构每年提供不少于12种内容的印刷资料,并及时更新补充,保障使用。

27. 答案:C 解析:根据《传染病防治法》,甲类传染病是指鼠疫、霍乱。

28. 答案:A 解析:乙类按甲类管理的传染病为传染性非典型肺炎和肺炭疽。

29. 答案:D 解析:虫媒传染病是由病媒生物传播的自然疫源性疾病,常见的有流行性乙型脑炎、鼠疫、莱姆病、疟疾、登革热等。艾滋病的传播途径包括性传播、血液途径传播(输血和使用血制品,静脉注射,共用刮脸刀、剃须刀、牙刷等)、母婴传播,而拥抱握手、咳嗽打喷嚏、蚊虫叮咬不会传播艾滋病。

30. 答案:B 解析:典型经血源传播的疾病包括乙肝、丙肝、艾滋病。伤寒经消化道传播。流脑、流感经呼吸道传播。乙脑经虫媒传播。

31. 答案:A 解析:根据病种及接触者的免疫状态采取不同措施:①留验:即隔离观察。对甲类传染病的接触者应进行留验。②医学观察:对乙类和丙类传染病的接触者应施行医学观察,即在正常工作、学习的情况下,接受体格检查、病原学检查和必要的卫生处理。③应急接种:对潜伏期较长的传染病,如脊髓灰质炎、麻疹、白喉等,可对接触者施行预防接种。④药物预防:某些有特效预防药物的传染病,必要时可采用药物预防。

32. 答案:D 解析:肠道传染病主要由粪便排出病原体而污染环境,对污染品和环境消毒、饮水消毒和培养个人良好的卫生习惯十分重要。

33. 答案:A 解析:预防性消毒是指在未发现明确传染源时,对可能受到病原微生物污染的物品、场所等进行的消毒。随时消毒是指当传染源还存在于疫源地时进行的消毒,对传染源的排泄物、分泌物或被污染的物品、场所进行的及时消毒。终末消毒是指当传染源痊愈、死亡或离开疫源地后进行的彻底消毒。

34. 答案:C 解析:卡介苗和乙肝疫苗应在出生时注射。

35. 答案:D 解析:应急接种是指在传染病疫情开始或有流行趋势时,为控制传染病疫情蔓延,对目标人群开展的预防接种活动。对潜伏期较长的传染病,如脊髓灰质炎、麻疹、白喉等,可对接触者施行预防接种。

36. 答案:A 解析:稽留热:体温持

续在39~40℃以上达数天或数周，24小时内波动不超过1℃，常见于肺炎链球菌肺炎和伤寒等。

37. 答案：D　解析：黏液性水肿为甲状腺功能减退产生，水肿以颜面及下肢胫前较明显，为非凹陷性水肿。ABCE均为凹陷性水肿。

38. 答案：D　解析："三凹征"，即吸气时由于呼吸肌过度用力而出现胸骨上窝、锁骨上窝及肋间隙明显凹陷，为吸气性呼吸困难，主要见于大气道狭窄，如急性喉炎、喉头水肿、气管异物、气管肿瘤或气管受压。BCE为呼气性呼吸困难，A为混合性呼吸困难。

39. 答案：D　解析：果酱样痰是肺吸虫病的典型表现之一。

40. 答案：E　解析：急性心肌梗死的胸痛特点是突发心前区与胸骨后剧烈疼痛，疼痛可放射至左肩、左臂内侧，伴有濒死感和恐惧感，持续时间长，一般超过30分钟，服硝酸甘油无效，可伴有休克、心力衰竭、心律失常等。劳累及情绪激动可以是急性心肌梗死的诱因。

41. 答案：A　解析：总胆红素在17.1~34.2μmol/L，虽然浓度升高，但无黄疸出现，称为隐性黄疸。

42. 答案：A　解析：嗜睡是最轻的意识障碍，是一种病理性倦睡，患者陷入持续的睡眠状态，可被唤醒，并能正确回答和做出各种反应，但当刺激去除后很快又再入睡。

43. 答案：B　解析：COPDⅡ级（中度）的主要依据是：①有无慢性咳嗽、咳痰症状；②$FEV_1/FVC < 70\%$；③$50\% \leq FEV_1 < 80\%$预计值。

44. 答案：A　解析：急性扁桃体炎多由溶血性链球菌引起。临床表现为起病急、咽痛明显，伴发热、畏寒，体温可达39℃以上，咳嗽，咳脓性痰，查体可发现咽部明显充血，扁桃体肿大、充血，表面有黄色脓性分泌物，有时伴有颌下淋巴结肿大、压痛。

45. 答案：E　解析：室性早搏（室早）的心电图特点：①提前出现的QRS波群，其前无相关的P波；②QRS波群宽大畸形，伴ST异常；③T波与QRS波群主波方向相反；④代偿间歇完全。

46. 答案：B　解析：消化道出血是消化性溃疡最常见的并发症。溃疡腐蚀血管可引起出血。

47. 答案：A　解析：肝性脑病是肝硬化最严重的并发症，也是肝硬化最常见的死亡原因。

48. 答案：B　解析：焦虑是抑郁症最常见的伴随症状。

49. 答案：D　解析：骨关节炎患者应减少不合理的运动，适量活动，避免不良姿势，避免长时间跑、跳、蹲，减少或避免爬楼梯，可进行自行车、游泳等有氧锻炼，使膝关节在非负重下屈伸活动，以保持关节最大活动度，同时要进行肌力训练，适当减轻体重。

50. 答案：D　解析：小儿腹泻的治疗原则包括调整饮食、预防和纠正脱水、合理用药、加强护理、预防并发症。不同病期的腹泻的治疗重点各有侧重，急性腹泻多注意维持水、电解质平衡及抗感染，迁延及慢性腹泻则应注意调整肠道菌群及饮食疗法。

51. 答案：E　解析：3~6个月小儿，佝偻病活动期最早的骨骼体征是颅骨软化。

52. 答案：B　解析：足月新生儿生理性黄疸在出生后2~3天出现，第4~5天达到高峰。

53. 答案：A　解析：幼儿急疹多见于6~18个月小儿，3岁以后少见。

54. 答案：E　解析：水痘抗病毒治疗首选阿昔洛韦，每次10~30mg/kg，口服、静脉滴注均可。

55. 答案：B　解析：猩红热为A组β

溶血性链球菌感染引起的急性发疹性传染病。

56. 答案：D　解析：对 HBsAg 阳性产妇所生婴儿，联合使用乙型肝炎疫苗与乙肝免疫球蛋白可提高保护率。

57. 答案：A　解析：普通型约占全部病例的90%。

58. 答案：D　解析：患者高度兴奋，表现为极度恐惧、恐水、恐风。恐水是本病的特殊症状。

59. 答案：B　解析：HIV 分期无前驱期。

60. 答案：B　解析：一期梅毒主要表现为疳疮（硬下疳），发生于不洁性交后2~4周。

61. 答案：C　解析：斑贴试验是诊断接触性皮炎最可靠和最简单的方法。

62. 答案：A　解析：疖俗称"疔疮"，是单个毛囊及其周围组织的急性细菌性化脓性炎症，大多为金黄色葡萄球菌感染。

63. 答案：D　解析：内痔的分度：Ⅰ期：便时带血、滴血或喷射状出血，便后出血可自行停止，无痔脱出；Ⅱ期：常有便血，排便时有痔脱出，便后可自行还纳；Ⅲ期：偶有便血，排便或久站、咳嗽、劳累、负重时痔脱出，需用手还纳；Ⅳ期：偶有便血，痔脱出不能还纳或还纳后又脱出。

64. 答案：A　解析：胃镜检查及活检是确诊胃癌最可靠的方法。

65. 答案：A　解析：诊断宫颈癌的辅助检查有宫颈刮片细胞学检查、HPV 检测、阴道镜检查、活组织病理检查、宫颈管诊刮术。

66. 答案：A　解析：美国 FDA 于1979年，根据动物实验和总结临床实践经验，将影响胎儿的药物分为 A、B、C、D、X 五类，现已为 WHO 及多数国家的药政部门认可并参照使用。A 级是指在有对照组的研究中，妊娠3个月的妇女使用未见到对胎儿危害的迹象，可能对胎儿的影响甚微，如制霉菌素阴道给药、甲状腺素或左甲状腺素口服给药。

67. 答案：B　解析：万古霉素的不良反应是"红人综合征"或"红颈综合征"。

68. 答案：A　解析：婴幼儿喉异物伴呼吸困难，在没有必要的抢救设备时，可试行站在患儿背后，双手有规律挤压患儿腹部或胸部，利用增强腹压或胸压来排出异物，即海姆立克急救法。

69. 答案：D　解析：口服有机磷农药急性中毒时，洗胃液忌用高锰酸钾溶液（1：5000）。

70. 答案：A　解析：有机氟杀鼠药中毒的特效解毒剂为乙酰胺，成人每次2.5~5g 肌注，每日2~4次（一般用药3~7天）。

71. 答案：C　解析：浅Ⅱ度烧伤：毁及部分生发层或真皮乳头层。伤区红、肿、剧痛，出现水疱或表皮与真皮分离，内含血浆样黄色液体，水疱去除后创面鲜红、湿润、疼痛更剧、渗出多。如无感染，8~14天愈合。愈合后短期内可见痕迹或色素沉着，但不留瘢痕。

A2 型题

72. 答案：C　解析：心理治疗中的"中立"原则是指心理治疗的目的是要帮助患者自我成长。心理治疗师不是"救世主"，因此在心理治疗过程中，不能替患者做选择，而应保持某种程度的"中立"。例如，当遇到来访者询问"我该与谁结婚""我应该离婚吗"等问题时，要让来访者自己做出决定。"中立"原则，并非是"价值中立"，遇到违反原则、触犯法律等问题，治疗师则应表明自己的态度，而不是"模棱两可"。

73. 答案：D　解析：心理咨询的主要手段包括：①宣泄：指来访者将其郁积已久的情绪烦恼与变态行为倾诉给咨询人员的过程。②领悟：指来访者在咨询人员的帮助下，全面深刻地认识其心理不适与情绪障碍的过程。③强化自我控制：强化自我控制可使来访者解除某种不良情绪状态与行为方式对自我的禁锢，协调个人与环境的关系，从而获得内心的和谐。④增强自信心：能使来访者在战胜恶劣心境、摆脱情绪不良的基础上，积极面对生活矛盾，调节自我与环境的不协调，以乐观的态度对待人生。

74. 答案：D　解析：医患双方沟通方式问题是指医患之间有时虽有信息往来，但是这些信息并未被对方理解，甚至造成双方误解。例如，患者对医务人员经常使用的"行话"难以理解，像"流脑"（流行性脑脊髓膜炎）、"传单"（传染性单核细胞增多症）、"腔梗"（腔隙性脑梗死）等缩略语令患者不知所云。当然，患者用"土话""方言"描述症状也常使医生困惑不解，以致无法在病历中用规范的文字记录，如"脑袋迷糊"（北方话，指头晕）等。对同一医学名词由于双方认识上的差异，可能产生不同的理解。医生书写病历字迹潦草，可能产生误解，甚至导致意外事故的发生。

75. 答案：A　解析：医学伦理包括尊重、有利、不伤害、公正4个原则。尊重原则是指在医护实践中对患者的人格尊严、隐私及其自主性的尊重。该案例中医生没有尊重患者的知情同意权。

76. 答案：D　解析：隐私保护权是指为了诊治的需要，患者有义务将自己与疾病有关的隐私如实地告知医务人员，但是患者也有权维护自己的隐私不受侵害，对于医务人员已经了解的患者隐私，患者享有不被擅自公开的权利。

77. 答案：E　解析：体格检查的伦理要求是尊重患者，心正无私。医生在体格检查过程中，思想要集中，并根据专业界限依次暴露和检查一定的部位；在检查异性、畸形患者时态度尤要庄重；男医生给女患者进行妇科检查时要有护士或第三者在场。

78. 答案：B　解析：医生采集病史应全神贯注，耐性倾听。医生精神集中而冷静、语言通俗、贴切而有礼貌，能够使患者增强信任感，感到温暖，从而有利于获得准确的病史。

79. 答案：E　解析：乡村全科医生在诊疗活动中，如果遇到村民患有疑难、急重症或受条件限制自身不能施治的患者，应该积极地向上级医疗机构转诊患者。

80. 答案：C　解析：《母婴保健法》规定，医疗保健机构依照规定开展婚前医学检查、遗传病诊断、产前诊断以及施行结扎手术和终止妊娠手术的，必须符合国务院卫生行政部门规定的条件和技术标准，并经县级以上地方人民政府卫生行政部门许可。

81. 答案：B　解析：有下列情形之一的药品，按劣药论处：①未标明有效期或者更改有效期的；②不注明或者更改生产批号的；③超过有效期的；④直接接触药品的包装材料和容器未经批准的；⑤擅自添加着色剂、防腐剂、香料、矫味剂及辅料的；⑥其他不符合药品标准规定的。

82. 答案：E　解析：有下列情形之一的药品，按假药论处：①国家药品监督管理部门规定禁止使用的；②依照《药品管理法》必须批准而未经批准生产、进口，或者依照《药品管理法》必须检验而未经检验即销售的；③变质的；④被污染的；⑤使用依照《药品管理法》必须取得批准文号而未取得批准文号的原料药生产的；⑥所标明的适应证或者功能主治超出规定范围的。

83. 答案：A　解析：第一级预防又称病因预防或发病前期预防，具体措施为建立可行的有益于健康的行为与生活方式，如开展婚育咨询、妊娠和儿童营养咨询等。

84. 答案：D　解析：脾胃虚弱者，可服山药扁豆粳米粥；肾虚腰痛者，可食用猪腰子菜末粥；产后恶露不净者，可服当归生姜羊肉汤或益母草红糖水、醪糟。

85. 答案：C　解析：样本是指从总体中随机抽取的一部分有代表性的观察单位的

测量值的集合。欲了解某年某市全部活产新生儿出生时的平均体重,可从该市各医疗卫生机构内随机抽取在该年出生的部分活产新生儿,其出生时的体重值的集合就构成了样本。

86. 答案：A　解析：统计设计是在广泛查阅文献、全面了解现状、充分调研的基础上,对将要进行的研究工作所做的全面设想。它是统计工作的第一步,也是分析研究工作中最关键的环节。

87. 答案：D　解析：死亡率＝某期间内死于所有原因的死亡总数/同期平均人口数×100%。

88. 答案：B　解析：危险行为包括不良生活方式与习惯、致病行为模式、不良疾病行为和违反社会法律、道德的危害健康行为,其中疑病、恐惧、讳疾忌医行为都属于不良疾病行为。

89. 答案：D　解析：老年人有冠心病病史15年,呼吸困难,不能平卧,且咳嗽伴粉红色泡沫痰,见于急性肺水肿。

90. 答案：B　解析：意识障碍包括嗜睡、意识模糊、昏睡和昏迷,其中昏迷分为轻度昏迷、中度昏迷和深度昏迷。昏睡是接近于人事不省的意识状态,患者处于熟睡状态,不易唤醒,虽在强烈刺激下(如压迫眶上神经、摇动患者身体等)可被唤醒,但很快又再入睡,醒时答话含糊或答非所问。

91. 答案：D　解析：患儿反复鼻出血主要是由于挖鼻导致鼻中隔前下方的易出血区出血。因出血量少,可以采用简易止血法。嘱患者用手指捏紧两侧鼻翼10~15分钟,同时冷敷前额和后颈,使血管收缩,减少出血。填塞法适用于出血较剧、渗血面较大或出血部位不明者。休克的患者需要输血,出血量大的可以用止血药。

92. 答案：B　解析：患者有左下肺支气管扩张病史,所以让患者保持左侧卧位,防止窒息。当出血部位不明确时,可以采取坐位或半卧位。

93. 答案：B　解析：中年女性出现发热、腰痛和尿路刺激症状,尿沉渣镜检提示白细胞升高,伴红细胞增多,考虑为尿路感染。尿道综合征的尿液检查正常。尿路结石一般没有发热。肾结核病程长,有低热、乏力及盗汗等。膀胱癌表现为无痛性血尿。

94. 答案：E　解析：突发剧烈头痛伴脑膜刺激征阳性多提示蛛网膜下腔出血。偏头痛患者头痛在呕吐后减轻。脑出血头痛多为搏动性头痛。脑血栓形成多伴有头晕。三叉神经痛多为发作性头痛。

95. 答案：D　解析：老年女性,有双下肢静脉曲张病史,突发右侧胸痛,伴咳嗽、咯血,考虑为肺栓塞。心绞痛和急性心肌梗死为心前区疼痛。气胸为呼吸困难,一般无咯血。主动脉夹层为突发剧烈胸痛,可有休克征象。

96. 答案：C　解析：咳嗽、咳痰2周以上或痰中带血是肺结核常见的可疑症状;发热为最常见的症状,且多为午后低热。本病例X线检查见右上肺密度不均匀片状影,结合上述症状,考虑为肺结核。

97. 答案：B　解析：常规心电图检查示窦性心动过缓、频发房性早搏,需进一步查24小时动态心电图以明确诊断。

98. 答案：B　解析：慢性胃炎可表现为中上腹不适、饱胀、钝痛、烧灼痛等,也可有食欲不振、嗳气、反酸、恶心等消化不良症状。

99. 答案：E　解析：本病例考虑为慢性肾小球肾炎。对于首次就诊的慢性肾炎综合征的患者,建议转诊至上级医院进一步筛查病因,必要时行肾穿刺活检。

100. 答案：D　解析：糖尿病的诊断标准为：糖尿病症状(多尿、烦渴、多饮和难以解释的体重减轻)＋任意时间静脉血浆葡萄糖≥11.1mmol/L或空腹血浆葡萄糖≥7.0mmol/L或OGTT 2小时血糖≥11.1 mmol/L。需重复一次确认，诊断才能成立。

101. 答案：D 解析：结合题中症状，进餐时突然倒地，意识丧失，四肢抽搐，双目上翻，牙关紧闭，口吐白沫，小便失禁，约20分钟后抽搐停止，神志清醒，且头颅CT、血液生化检查均正常，排除脑血管疾病及感染性疾病。有自幼发病史，考虑为癫痫大发作。

102. 答案：A 解析：生理性腹泻多见于6个月以内婴儿，外观虚胖，常有湿疹，生后不久即出现腹泻，除大便次数增多外，无其他症状，食欲好，不影响生长发育。近年来发现此类腹泻可能为乳糖不耐受的一种特殊类型，添加辅食后，大便即逐渐转为正常。

103. 答案：C 解析：出现 HAV IgM（+），提示甲肝。全身乏力及食欲不振、厌油、恶心、呕吐、腹胀、便溏、尿色逐渐加深等为急性黄疸型肝炎的表现。

104. 答案：D 解析：患者处于艾滋病的艾滋病期，此期由于严重的细胞免疫缺陷，发生各种致命性机会感染及各种恶性肿瘤（以卡波济肉瘤最常见）。

105. 答案：A 解析：急性湿疹的临床表现为皮疹呈多形性，常在红斑基础上出现丘疹、丘疱疹、小水疱、糜烂，以丘疱疹为主，边界不清，有明显渗出倾向；皮疹常对称，多见于面、耳、手、足、前臂、小腿等部位；自觉瘙痒剧烈，搔抓、热水洗烫后可加重皮损。

106. 答案：E 解析：腹股沟直疝多呈半球状，从不进入阴囊，不伴有疼痛或其他症状，直立时出现，平卧时消失。结合题中症状，考虑为腹股沟直疝。

107. 答案：E 解析：食管癌患者的中晚期症状：①吞咽困难：是食管癌的特征性症状；②食物反流；③疼痛：表现为咽下疼痛，胸骨后或肩背等区域间歇性或持续性钝痛、灼痛，甚至撕裂痛；④出血；⑤其他肿瘤侵犯引起声音嘶哑、纵隔炎、纵隔脓肿、肺炎、肺脓肿、气管食管瘘、心包炎等。进食后恶心，一般考虑胃部疾病。

108. 答案：E 解析：结合题中症状，考虑为右半结肠癌。右半结肠癌肿瘤常为肿块型或溃疡型，不易引起肠腔狭窄，所以主要临床表现为全身症状、贫血、腹部包块。

109. 答案：D 解析：地西泮（安定）是终止癫痫持续状态的首选药物。

110. 答案：E 解析：全血胆碱酯酶活力是诊断有机磷杀虫药中毒的特异性实验指标。胆碱酯酶活力降至正常人均值的50%~70%为轻度中毒；30%~50%为中度中毒；30%以下为重度中毒。

A3型题

111. 答案：E 解析：儿童入托、入学时，托幼机构、学校应当查验预防接种证，发现未依照国家免疫规划受种的儿童，应当向所在地县级疾病预防控制机构或者儿童居住地承担预防接种工作的接种单位报告。

112. 答案：A 解析：在儿童出生后1个月内，监护人应当到儿童居住地承担预防接种工作的接种单位为其办理预防接种证。

113. 答案：C 解析：经血液传播的疾病包括临床输血、共用注射器、医疗过程中的体液交换（包括患者用过的针头刺破皮肤）等。典型的血液传染疾病有艾滋病、乙型肝炎、丙型肝炎。

114. 答案：A 解析：乙肝疫苗的接种时间是出生时、1月龄、6月龄。

115. 答案：B 解析：乙肝疫苗的接种方法为上臂外侧三角肌或大腿前外侧中部，肌内注射。

116. 答案：D 解析：BMI = 体重（kg）/身高的平方（m^2）。

117. 答案：D 解析：BMI≤18.4kg/m^2 为偏瘦；18.5~23.9kg/m^2 为正常；24~27.9kg/m^2 为偏胖；28.0~31.9kg/m^2 为肥

胖；>32kg/m² 为重度肥胖。

118. 答案：E　解析：患者 BMI 属于重度肥胖体征，应减轻体重，但未达到高血压和糖尿病的诊断标准，应定期测量血压、血糖。

119. 答案：A　解析：胰头癌以上腹痛为首发症状；总胆红素、直接胆红素升高提示胆汁淤积性黄疸（梗阻性黄疸）。胰头癌发生了胆道梗阻，导致了黄疸。

120. 答案：E　解析：胰头癌首选辅助检查为 CT，没有则次选超声。经内镜逆行胰胆管造影容易诱发胰腺炎；肿瘤标记物的灵敏性和特异性差，常用于胰腺癌的辅助诊断。

121. 答案：E　解析：患者有反复的咳嗽、咳痰，伴有季节性加重，考虑为慢性支气管炎。患者目前咳黄痰，考虑存在呼吸道感染，因此是慢性支气管炎急性发作。COPD 多有气短和呼吸困难。

122. 答案：B　解析：呼吸衰竭时动脉血氧分压 <60mmHg，伴或不伴二氧化碳分压 >50mmHg，因此最有意义的检查结果是血气分析。

123. 答案：B　解析：胸骨后疼痛 2 小时，心电图提示 Ⅱ、Ⅲ、aVF 导联 ST 段水平抬高，考虑为急性下壁心肌梗死。

124. 答案：D　解析：患者心率为 52 次/分，是 β_2 受体拮抗剂的禁忌证。

125. 答案：C　解析：急性阑尾炎的典型临床表现为转移性右下腹痛。

126. 答案：A　解析：急性阑尾炎的治疗以手术切除为主。

127. 答案：B　解析：细菌性阴道病，表现为阴道分泌物增多，有鱼腥臭味。滴虫性阴道炎的阴道分泌物特点是稀薄脓性，黄绿色，泡沫状，有臭味；外阴阴道假丝酵母菌病为白色稠厚、凝乳或豆腐渣样白带。

128. 答案：E　解析：细菌性阴道病是由于阴道内正常菌群生长失调所致，主要是厌氧菌的生长过盛，因而治疗应以抗厌氧菌药物为主。

129. 答案：D　解析：血小板减少性紫癜的临床表现是全身皮肤出现瘀点、瘀斑，鼻出血，牙龈出血，口腔黏膜及舌出血常见，血小板多在 $20 \times 10^9/L$ 以下。

130. 答案：E　解析：治疗血小板减少性紫癜首选糖皮质激素。

131. 答案：A　解析：1 型糖尿病多发生于青少年，其胰岛素分泌缺乏，必须依赖胰岛素治疗维持生命。2 型糖尿病多见于 30 岁以上中、老年人，其胰岛素的分泌量并不低甚至还偏高，病因主要是机体对胰岛素不敏感（即胰岛素抵抗）。C 是糖尿病的一种急性并发症，是血糖急剧升高引起的胰岛素严重不足激发的酸中毒；D、E 尿中有蛋白。

132. 答案：B　解析：糖尿病的诊断依据：①糖化血红蛋白（HbA_{1c}）≥6.5%。②空腹血糖（FPG）>7.0mmol/L。③OGTT 2 小时血糖≥11.1mmol/L。④有高血糖的典型症状或高血糖危象，随机血糖≥11.1mmol/L。⑤如无明确的高血糖症状，结果应重复检测确认。尿糖阳性是诊断糖尿病的重要线索，但不作为糖尿病的诊断指标。

133. 答案：A　解析：短暂性脑缺血发作往往是突然发病，病程短暂，有局灶性神经功能缺失，发作多在 24 小时内恢复，无后遗症；可反复发作，间隔时间不等。

134. 答案：A　解析：短暂性脑缺血发作的发病年龄及病因：多在 50 岁以上，男性多于女性，往往有动脉粥样硬化、高血压、血脂异常、糖尿病、心脏病和血液系统疾病，其中动脉粥样硬化是最重要的原因。

135. 答案：E　解析：患者表现为颈肩部疼痛，上肢放射痛，臂丛神经牵拉实验阳性，符合神经根型颈椎病。肩周炎患者多表现为肩关节的活动受限，较少出现上肢的放射痛。腕管综合征表现为桡侧三个半手指的麻木或疼痛，持物无力。颈部肌肉劳损表现为颈部肌肉的疼痛不适，多不向患侧上肢放射。

136. 答案：C 解析：长期口服止痛药副作用较多，不宜选用。

137. 答案：C 解析：轻度脱水患者，精神稍差，皮肤弹性好，前囟、眼窝稍凹陷，尿量略少。中度脱水患者，精神萎靡、烦躁，皮肤干燥、弹性差，前囟、眼窝凹陷，尿量明显减少，四肢稍冷，心率快。重度脱水患者，处于昏迷、惊厥或休克状态，皮肤极干燥、弹性极差，前囟、眼窝深凹陷，尿量极少，四肢厥冷，皮肤发花。患儿属中度脱水。

138. 答案：C 解析：补液总量：轻度脱水 90~120mL/kg；中度脱水 120~150 mL/kg；重度脱水 150~180mL/kg。

139. 答案：A 解析：麻疹黏膜斑（科氏斑）为麻疹早期诊断的重要依据。一般在发病后 2~3 天，在颊黏膜第一白齿处可见麻疹黏膜斑（科氏斑）；出疹后 1~2 天逐渐消失。

140. 答案：A 解析：严重麻疹病例可并发喉炎、支气管炎、肺炎、心肌炎、脑炎、中耳炎等，其中肺炎是麻疹最常见的并发症。

141. 答案：A 解析：急性荨麻疹的临床表现为突然发病，皮疹为风团，苍白色或红色，周围有红晕，边界清楚，大小不等，形态不一，散在或融合，风团数分钟或数小时后消退，不留痕迹，此起彼伏，反复发作，自觉瘙痒。消化道受累时可出现恶心、呕吐、腹痛、腹泻；喉头及支气管受累时可出现胸闷、气急、呼吸困难，甚至窒息。

142. 答案：C 解析：抗组胺药是治疗荨麻疹的一线药物。

143. 答案：D 解析：胆石症、急性胆囊炎发病时多无明显间歇期。胆道蛔虫病的典型临床表现为发作性钻顶样疼痛，间歇期由于无蛔虫刺激胆道，多无明显症状。

144. 答案：E 解析：患者诊断为胆道蛔虫病，多有胃肠道蛔虫，因而粪便镜检多可见到蛔虫卵。

145. 答案：B 解析：肺炎及支气管炎患者抗生素治疗有效。肺结核多有午后低热、盗汗等结核中毒症状。患者老年，刺激性咳嗽咳痰，痰中带血，结合患者既往吸烟史，符合肺癌的典型临床表现。

146. 答案：D 解析：肺癌首选的辅助检查为胸部 CT。

147. 答案：D 解析：肺大疱患者如未发生大疱破裂，不会突发胸闷、气促。支气管哮喘多有过敏性物质接触史，表现为呼气性呼吸困难，听诊可闻及哮鸣音。急性心肌梗死好发于老年人，且多有心律失常。

148. 答案：B 解析：气胸首选的辅助检查为胸部 X 线。可见患侧肺纹理消失，还可见压缩的肺边缘。

149. 答案：E 解析：闻及烂苹果气味为糖尿病酮症酸中毒。

150. 答案：A 解析：为防止治疗过程中因血糖下降过快、酸中毒纠正过速，导致脑水肿甚而致死的恶果，可应用"小剂量胰岛素"的治疗方案。治疗中应避免胰岛素用量过大、操之过急而出现低血糖，或因血糖下降过速，导致脑水肿及低钾血症。

第二单元

A1 型题

1. 答案：E 解析："生活方式栏"中的"体育锻炼"指主动锻炼，即有意识的为强身健体而进行的活动，不包括因工作或其他需要而必须进行的活动，如为上班骑自行车、做强体力工作等。

2. 答案：E 解析：自满 3 周岁至 6~7 岁，称为学龄前期；自 6~7 岁至青春期前，称为学龄期。

3. 答案：C 解析：婴儿 6 月龄内应纯

母乳喂养，无须给婴儿添加水、果汁等液体或固体食物，以免减少婴儿母乳的摄入量，进而影响母亲乳汁的分泌。

4. 答案：E 解析：青春期体格生长再次加速，出现第二高峰。生殖系统快速发育趋于成熟。至本期结束，各系统器官发育已成熟。精神、行为和心理方面的问题开始增加。

5. 答案：A 解析：新生儿出现下列情况之一，建议转诊至上级医疗保健机构：①喂养困难；②躯干或四肢皮肤明显黄染、皮疹，指（趾）甲周围红肿；③单眼或双眼溢泪，黏性分泌物增多或红肿；④颈部有包块；⑤心脏杂音；⑥肝脾肿大；⑦首次发现五官、胸廓、脊柱、四肢畸形并未到医院就诊者。对生理性黄疸、生理性体重下降、"马牙""螳螂嘴"等无须特殊处理。

6. 答案：A 解析：早孕反应在停经6周左右出现，包括畏寒、头晕、乏力、嗜睡、缺乏食欲、喜食酸物、厌恶油腻、恶心、晨起呕吐等症状。当出现停经并伴有早孕反应时，应进行妊娠确认。早孕反应多在停经12周左右逐渐自行消失。

7. 答案：A 解析：孕妇应建立良好的生活习惯，生活起居规律，保障充足睡眠，进行适宜运动，控制不良嗜好，戒烟戒酒，膳食清淡、适口，少食多餐，保证摄入足量富含碳水化合物的食物，多摄入富含叶酸的食物，建议每日补充叶酸0.4mg。

8. 答案：B 解析：孕妇早期感染风疹病毒后，虽然临床症状轻微，但病毒可通过胎血屏障感染胎儿，导致以婴儿先天性缺陷为主的先天性风疹综合征，如先天性胎儿畸形、死胎、早产等。致畸的病毒包括风疹病毒、巨细胞病毒和单纯疱疹病毒。

9. 答案：D 解析：老年人生活自理能力评分表中，评分≥19分为不能自理；9~18分为中度依赖；4~8分为轻度依赖；0~3分为可自理。

10. 答案：E 解析：高血压患者健康管理的服务对象是辖区内35岁及以上原发性高血压患者。

11. 答案：E 解析：腰围：男≥90cm，女≥85cm，为腹型肥胖。

12. 答案：D 解析：2型糖尿病的高危人群主要包括：①年龄≥40岁；②体重指数（BMI）≥24kg/m^2；③男性腰围≥90cm，女性腰围≥85cm；④有糖尿病家族史者；⑤以往有空腹血糖处在6.1~6.9mmol/L者或餐后2小时血糖处在7.8~11.0mmol/L状态者；⑥有高密度脂蛋白胆固醇降低和（或）高甘油三酯血症者；⑦有高血压和（或）心脑血管病变者；⑧严重精神病和抑郁症。

13. 答案：B 解析：对确诊的2型糖尿病患者，每年至少要进行4次面对面随访，每3个月至少随访1次。

14. 答案：E 解析：随访内容：①测量空腹血糖和血压，并评估是否存在危急情况；②若不需紧急转诊，询问上次随访到此次随访期间的症状；③测量体重，计算体重指数（BMI），检查足背动脉搏动；④询问患者疾病情况和生活方式，包括心脑血管疾病、吸烟、饮酒、运动、主食摄入情况等；⑤了解患者服药情况。

15. 答案：A 解析：呼吸道传播是肺结核的主要传播途径。

16. 答案：B 解析：危险性评估共分为6级：①0级：无符合以下1~5级中的任何行为。②1级：口头威胁，喊叫，但没有打砸行为。强调危险性仅限口头，无具体的攻击行为。③2级：打砸行为，局限在家里，针对财物，能被劝说制止。重点在患者虽然有攻击行为，但仅在自己家中，未到公共场所；同时仅针对财物，未攻击人。④3级：明显打砸行为，不分场合，针对财物，不能接受劝说而停止。重点在患者的攻击行为已经发生在家庭以外的场合，同时劝说无效。⑤4级：持续的打砸行为，不分场合，针对财物或人，不能接受劝说而停止。包括自伤、自杀。伤害自身的行为均属于危险性4级。⑥5级：持管制性危险武器针对人的任何暴力行为，或者纵火、爆炸等行为，无论在家里还是在公共场合。如患者发生持械伤害他人的行为，即使在家中，针对家人，同样属于危险性5级。

17. 答案：C 解析：严重精神障碍病情稳定患者指危险性评估为0级，同时患者精神症状基本消失，自知力基本恢复，社会功能一般或良好，无严重药物不良反应，躯体疾病稳定，无其他异常。可继续执行上级医院制定的治疗方案，3个月时随访。

18. 答案：A 解析：健康检查为免费项目，针对所有管理的严重精神障碍患者开展，每年进行1次。

19. 答案：C 解析：阳虚质的发病倾向为易患痰饮、肿胀、泄泻等；感邪易从寒化。

20. 答案：E 解析：气虚质的总体特征为元气不足，表现为疲乏、气短、自汗等。

21. 答案：E 解析：气郁质的发病倾向为易患脏躁、梅核气、百合病及郁证等。

22. 答案：C 解析：儿童的起居调摄：①保证充足的睡眠时间。②养成良好的小便习惯，适时把尿；培养每日定时大便的习惯。③衣着要宽松，不可紧束而妨碍气血流通，影响骨骼生长发育。④春季注意保暖，正确理解"春捂"；夏季纳凉要适度，避免直吹电风扇，空调温度不宜过低；秋季避免保暖过度，提倡"三分寒"，正确理解"秋冻"；冬季室内不宜过度密闭保暖，应适当通风，保持空气新鲜。⑤经常到户外活动，多见风日，以增强体质。

23. 答案：A 解析：捏脊具有消食积、健脾胃、通经络的作用。

24. 答案：B 解析：四神聪穴属于奇穴，位于百会穴前后左右各旁开1寸处，共4穴，具有醒神益智的功效。

25. 答案：D 解析：迎香穴位于鼻翼外缘中点旁，当鼻唇沟中。

26. 答案：B 解析：在儿童6~12月龄时，向家长传授摩腹和捏脊的方法；在18~24月龄时，向家长传授按揉迎香、足三里穴的方法；在30~36月龄时，向家长传授按揉四神聪穴的方法。

27. 答案：D 解析：老年人中医药健康管理服务内容：①中医体质信息采集；②中医体质辨识；③中医药保健指导。中医药保健指导包括情志调摄、饮食调养、起居调摄、运动保健和穴位保健等方面。

28. 答案：B 解析：中风又名卒中，是由于阴阳失调，气血逆乱，上犯于脑所引起的以突然昏仆、不省人事、半身不遂、口舌㖞斜，或不经昏仆，仅以半身不遂、口舌㖞斜、言语不利、偏身麻木为主要表现的一种病证。轻证仅见眩晕、偏身麻木等，常有眩晕、头痛、心悸等病史。病因主要有正气虚弱、内伤积损、情志过极、饮食不节、劳欲过度等。中风为急性起病，好发于40岁以上中老年人，故答案为B。

29. 答案：E 解析：中毒患者对健康人不具有传染性，人与人之间不直接传染。ABCD皆为人与人之间可直接传染的传染病。

30. 答案：C 解析：土壤卫生防护主要为工业废渣、废水处理，粪便和垃圾无害化处理，合理施用农药、化肥等。

31. 答案：C 解析：发现辖区内非法行医、非法采供血行为，应及时向卫生计生监督执法机构报告。

32. 答案：E 解析：全科医生是对个人、家庭和社区提供优质、方便、经济有效、一体化的基本医疗保健服务，进行生命、健康与疾病的全过程、全方位负责式管理的医生。

33. 答案：B 解析：中医学与全科医学

的服务对象一致，都是需要医疗健康、预防保健及治疗的普通公民。中医学的服务内容为中药汤剂、中成药、针灸、拔罐、推拿、按摩等。全科医学的服务内容是在中医内容的基础上，涵盖西医内容，因此答案为B。

34. 答案：A 解析：全科医疗重视人胜于重视疾病，即将患者看作有个性、有情感需求的人，而不仅是疾病的载体。其服务目标不仅是有病的器官，更重要的是维护服务对象的整体健康。为达到这一目标，全科医疗服务必须视服务对象为重要合作伙伴，熟悉其生活、工作、社会背景和个性类型，从"整体人"的角度全面考虑其生理需求、心理需求与社会需求，以便提供适当的服务，使其积极参与健康维护和疾病控制的过程。

35. 答案：E 解析：中医学理论体系的主要特点：一是整体观念；二是辨证论治。

36. 答案：C 解析：五色主病：①赤色主热证，亦可见于戴阳证。②白色主虚证（包括血虚、气虚、阳虚）、寒证、失血证。③黄色主脾虚、湿证。④青色主寒证、气滞、血瘀、疼痛、惊风。⑤黑色主肾虚、寒证、水饮、血瘀、剧痛。

37. 答案：E 解析：舌淡白而有裂纹，多为血虚不润。

38. 答案：D 解析：苔质致密，颗粒细小，融合成片，如涂有油腻之状，中间厚，边周薄，紧贴舌面，揩之不去，刮之不脱，称为腻苔。主痰浊、食积。

39. 答案：C 解析：下午3～5时热势较高者，称为日晡潮热，常见于阳明腑实证，又称阳明潮热。

40. 答案：C 解析：咳声如犬吠，伴有声音嘶哑、吸气困难，是由肺肾阴虚、疫毒攻喉所致，多见于白喉。

41. 答案：E 解析：喘证多表现为呼吸困难，气息急迫，甚则张口抬肩，鼻翼扇动，不能平卧。

42. 答案：C 解析：口气臭秽者，多属胃热。

43. 答案：C 解析：尿甜并散发烂苹果气味者，为消渴病。

44. 答案：E 解析：耳鸣是自觉症状，属于问诊内容。

45. 答案：D 解析：味觉减退，口中乏味，甚至无味的症状，多见于脾胃虚弱、寒湿中阻及寒邪犯胃。

46. 答案：D 解析：盗汗是指睡则汗出，醒则汗止，多见于阴虚证。

47. 答案：A 解析：胃脘部位于两侧肋骨下缘连线以上至鸠尾的梯形部位。胁肋部位于胸壁两侧，由腋部以下至第12肋骨之间。两者最首要的区别是疼痛的部位不同。

48. 答案：A 解析：视物昏暗不明、模糊不清，称为目昏。多为肝肾亏虚，精血不足，目失所养而致。常见于年老、体弱或久病之人。

49. 答案：B 解析：朝食暮吐、暮食朝吐者，为胃反，多属脾胃阳虚。

50. 答案：B 解析：里急后重是指便前腹痛，急迫欲便，便时窘迫不畅，肛门重坠，便意频数者。常见于湿热痢疾。

51. 答案：B 解析：带下色白量多，质稀如涕，淋漓不绝而无臭味者，多因脾肾阳虚，寒湿下注所致。

52. 答案：D 解析：小便不畅，点滴而出，为癃；小便不通，点滴不出，为闭；两者合称为癃闭，属于尿次异常。

53. 答案：A 解析：月经过多多因血热内扰，迫血妄行；或因气虚，冲任不固，经血失约；或因瘀血阻滞冲任，血不归经所致。月经先期多因脾气亏虚、肾气不足，冲任不固；或因阳盛血热、肝郁化热、阴虚火旺，热扰冲任所致。

54. 答案：C 解析：细脉是指脉细如线，但应指明显。多见于气血两虚、湿邪为病。

55. 答案：B 解析：虚证是指人体阴阳、气血、精液、精髓等正气亏虚，而邪气不著,表现为不足、松弛、衰退特征的各种证候。

56. 答案:D 解析:针刺注意事项包括:①患者在过于饥饿、疲劳和精神过度紧张时,不宜立即进行针刺。对于身体瘦弱、气虚血亏的患者,进行针刺时手法不宜过强,并应尽量选用卧位。②妇女怀孕3个月以内者,不宜针刺小腹部腧穴;若怀孕3个月以上者,腹部、腰骶部腧穴也不宜针刺。三阴交、合谷、昆仑、至阴等通经活血的腧穴,在孕期应禁刺。③小儿囟门未合时,头顶部的腧穴不宜针刺。④常有自发性出血或损伤后出血不止的患者,不宜针刺。⑤皮肤有感染、溃疡、瘢痕或肿瘤的部位,不宜针刺。⑥对胸、胁、腰、背脏腑所居之处的腧穴等,不宜直刺、深刺。⑦针刺眼区和项部的风府、哑门等穴以及脊柱部位的腧穴,要注意掌握一定的角度,更不宜大幅度的提插、捻转和长时间的留针,以免伤及重要组织器官,产生严重的不良后果。⑧对尿潴留等患者,在针刺小腹部的腧穴时,也应掌握适当的针刺方向、角度、深度等,以免误伤膀胱等器官,出现意外事故。

57. 答案:D 解析:足三阳经在躯干部的排列是足阳明胃经在前,足少阳胆经在中,足太阳膀胱经在后。

58. 答案:A 解析:胸剑联合中点至脐中的骨度分寸是8寸。

59. 答案:E 解析:艾灸法的作用包括温经散寒、扶阳固脱、消瘀散结、引热外行、防病保健。

60. 答案:C 解析:擦法的操作手法:拇指自然伸直,手握空拳,小指、无名指的掌指关节自然屈曲约90°,其余手指掌指节屈曲角度依次减小,使手背沿掌横弓排列成弧面,以手掌背部近小指侧部分贴附于治疗部位上,前臂主动摆动,带动腕关节较大幅度的屈伸和前臂旋转的协同运动,使手背尺侧在治疗部位上做持续不断地来回滚动。摆动频率为每分钟120次左右。

61. 答案:D 解析:肝阳上亢属于上实下虚,虚实夹杂,系肝肾阴虚阳亢所致,以眩晕、头目胀痛、头重脚轻等上亢症状为主,且见腰膝酸软、耳鸣等下虚症状,阴虚证候明显,病程较长。肝火炽盛属于火热过盛的实证,以目赤头痛、胁肋灼痛、口苦口渴、便秘尿黄等火热症状为主,阴虚证候不突出,病程较短,病势较急。

62. 答案:C 解析:痰火扰神证的临床表现为发热,口渴,胸闷,气粗,咳吐黄痰,喉间痰鸣,心烦,失眠,甚则神昏谵语,或狂躁妄动,打人毁物,不避亲疏,胡言乱语,哭笑无常,面赤,舌质红,苔黄腻,脉滑数。

63. 答案:C 解析:小肠实热证是以小便赤涩灼痛与心火炽盛为主要依据。

64. 答案:D 解析:寒痰阻肺证的临床表现为咳嗽,痰多色白,质稠或清稀,易咳,胸闷,气喘,或喉间有哮鸣声,恶寒,肢冷,舌质淡,苔白腻或白滑,脉弦或滑。

65. 答案:E 解析:肾虚水泛证的临床表现为腰膝酸软,耳鸣,身体浮肿,腰以下尤甚,按之没指,小便短少,畏冷肢凉,腹部胀满,或见心悸,气短,咳喘痰鸣,舌质淡胖,苔白滑,脉沉迟无力。

66. 答案:E 解析:气滞胸痹的主要症状有心胸满闷,隐痛阵发,痛无定处,时欲太息,或兼有脘腹胀闷,苔薄或薄腻,脉细弦。

67. 答案:A 解析:中风是以猝然昏仆、不省人事、半身不遂、口眼㖞斜、语言不利为主症的病证。

68. 答案:A 解析:穴位贴敷法治疗眩晕耳鸣、烦躁多梦、颜面潮红者,取吴茱萸20g,肉桂2g,研末米醋调匀,捏成饼状,于睡前贴敷于双足心涌泉穴,次晨取下,连续3~5次。

69. 答案:B 解析:呕吐外邪犯胃证

的治法是疏邪解表，化浊和中。

70. 答案：C　解析：内伤发热是指以内伤为病因，脏腑功能失调，气、血、阴、阳失衡为基本病机，以发热为主要临床表现的病证。一般起病较缓，病程较长，热势轻重不一，但以低热为多，或自觉发热而体温并不升高。

71. 答案：D　解析：混合痔是指同一方位的内、外痔静脉丛曲张，相互沟通吻合，使内痔部分和外痔部分形成一个整体，兼有内痔、外痔的双重症状。

72. 答案：E　解析：治疗月经先后无定期肾虚证的常用中成药是左归丸。

73. 答案：B　解析：针刺治疗面瘫的主穴是阳白、翳风、颊车、地仓、颧髎、合谷。

74. 答案：B　解析：使用麻黄时，忌与氨茶碱同服，否则不仅二者的药效减低，且能使毒性增加1～3倍，引起恶心、呕吐、心动过速、头痛、头晕、心律失常、震颤等。

75. 答案：D　解析：板蓝根颗粒的功用为清热解毒，凉血利咽。适用于肺胃热盛所致的咽喉肿痛、口咽干燥及腮部肿胀，还可用于急性扁桃体炎见上述证候者。

76. 答案：A　解析：玉屏风散可益气、固表、止汗，用于表虚不固所致的自汗恶风、面色㿠白，或体虚易感风邪者。

77. 答案：A　解析：速效救心丸功能行气活血，祛瘀止痛，增加冠脉血流量，缓解心绞痛，可用于气滞血瘀型冠心病、心绞痛。

78. 答案：B　解析：参苓白术丸功能补脾胃，益肺气，用于脾胃虚弱所致的食少便溏、气短咳嗽、肢倦乏力。

79. 答案：B　解析：逍遥丸功能疏肝健脾，养血调经，用于肝郁脾虚所致的郁闷不舒、胸胁胀痛、头晕目眩、食欲减退、月经不调。

80. 答案：A　解析：杞菊地黄丸功能滋肾养肝，用于肝肾阴亏所致的眩晕耳鸣、羞明畏光、迎风流泪、视物昏花。注意脾胃虚寒，大便稀溏者慎用。

81. 答案：E　解析：乌鸡白凤丸功能补气养血，调经止带，用于气血两虚所致的身体瘦弱、腰膝酸软、月经不调、崩漏带下。

82. 答案：E　解析：高热咳嗽慎用小儿肺咳颗粒。

83. 答案：C　解析：京万红软膏功能活血解毒，消肿止痛，去腐生肌，用于轻度水火烫伤、疮疡肿痛、创面溃烂。

84. 答案：C　解析：太冲在足背，第1、2跖骨间，跖骨底结合部前方凹陷中；或触及足背动脉搏动处。

A2型题

85. 答案：E　解析：促进健康行为包括基本健康行为、戒除不良嗜好、预警行为、避开环境危害行为、合理利用卫生服务。合理利用卫生服务包括求医行为和遵医行为。患者确诊患有某疾病后，积极遵从医嘱检查、用药，配合治疗属于遵医行为。

86. 答案：E　解析：健康指导主要包括饮食控制、运动治疗、控制体重、保持良好的心理状态及支持性环境。综合治疗包括饮食治疗、运动治疗、血糖监测、健康教育和药物治疗。

87. 答案：D　解析：该大学生离开二手烟污染的环境属于避开环境危害行为，这种行为属于促进健康行为。促进健康行为包括基本健康行为、戒除不良嗜好、预警行为、避开环境危害行为、合理利用卫生服务。

88. 答案：A　解析：1周内，同一乡镇、街道发生5例及以上流行性乙型脑炎病例，或者死亡1例及以上，属于突发公共卫生事件信息报告范围。

89. 答案：E　解析：由于该地区艾滋

病的传播途径以血液传播为主，因此，①尽量减少输血和血制品，必须输血时要使用经过HIV抗体检测的血液和经过严格消毒的输液器。②避免不必要的静脉注射。静脉注射要使用一次性注射器具。③不与他人共用刮脸刀、剃须刀、牙刷等。④从事人工授精、接触血制品、治疗和护理艾滋病患者的医务人员应认识到其工作有感染HIV的危险性，必须严格遵守操作规程，避免医源性感染。

90. 答案：E　解析：乡镇卫生院、村卫生室和社区卫生站应规范填写门诊日志、入/出院登记本、X线检查和实验室检测结果登记本。首诊医生在诊疗过程中发现传染病患者及疑似传染病患者后，按要求填写"传染病报告卡"。感染性腹泻为丙类传染病，发现疑似丙类传染病患者，具备网络直报条件的机构，应于24小时内进行网络直报。需填写突发公共卫生事件信息报告的范围和标准为感染性腹泻，1周内同一集体单位中发生20例及以上，或死亡1例及以上，故此情况无须填写。

91. 答案：B　解析：接种卡介苗2周左右，局部出现红肿浸润，随后化脓，形成小溃疡，大多在8~12周后结痂（卡疤），一般不需要处理，但要注意局部清洁，防止继发感染。

92. 答案：B　解析：18月龄可以接种的疫苗有百白破疫苗、麻腮风疫苗和甲肝减毒活疫苗或灭活疫苗。A是在出生时接种的。C在8月龄、2周岁、6周岁接种。D在2或3月龄、4月龄和4周岁接种；E在出生后、1月龄、6月龄接种。

93. 答案：E　解析：6月龄~6岁Hb<110g/L为营养性缺铁性贫血；90~110g/L为轻度贫血，应给予铁丰富且易吸收的食物。

94. 答案：E　解析：新生儿期有体重的生理性下降，多在生后3~4日达到最低点，以后逐渐回升，至生后第7~10日，重新达到出生时的体重。

95. 答案：C　解析：当孕妇有下列情况之一，应及时转诊，2周内随访：①妊娠剧吐；②阴道出血或腹痛；③妊娠期合并内科疾病、精神神经疾病、传染性疾病等情况；④辅助检查异常等。

96. 答案：E　解析：患者血红蛋白、尿常规正常，血压目前≥140/90mmHg，最可能是妊娠期高血压综合征。

97. 答案：C　解析：连续两次出现血压控制不满意或药物不良反应难以控制，以及出现新的并发症或原有并发症加重的患者，建议其转诊到上级医院，2周内主动随访转诊情况。

98. 答案：C　解析：患者非同日3次血压高于正常，可初步诊断为高血压。他到县医院进一步检查排除了继发性高血压，可知该患者为原发性高血压，应纳入高血压患者健康管理。

99. 答案：A　解析：肺结核患者，如出现药物不良反应、并发症或合并症，应立即转诊，2周内随访。

100. 答案：D　解析：在将严重精神障碍患者纳入管理时，需由家属提供患者在精神卫生专业机构（包括精神专科医院和综合医院精神科）进行诊断治疗的相关信息，或者由精神卫生专业机构直接将相关信息转给基层医疗卫生机构。目前，该患者并未被精神卫生专业机构诊断为精神病，故暂不能纳入严重精神障碍信息系统。

101. 答案：E　解析：每年应对严重精神障碍患者进行健康检查，包括检查（一般体格检查、测血压、量体重、心电图）、实验室检查（血常规、转氨酶和血糖），如患者有病情需要，应增加相应检查项目（如尿常规、B超等）。

102. 答案：E　解析：表证指六淫、疫疠等邪气，经皮毛、口鼻侵入机体的初期阶段，正气抗邪于肌表浅层，以新起恶寒发热为主要表现的轻浅证候。临床表现为新起恶风寒，或恶寒发热，头身疼痛，喷嚏，鼻塞，流涕，咽喉痒痛，微有咳嗽、气喘，舌淡红，苔薄，脉浮。

103. 答案：B 解析：心血虚的临床表现为心悸，头晕眼花，失眠，多梦，健忘，面色淡白或萎黄，舌色淡，脉细无力。

104. 答案：D 解析：凡见兴奋、躁动、亢进、明亮等表现的表证、热证、实证，以及症状表现于外的、向上的、容易发现的，或病邪性质为阳邪致病、病情变化较快等，均属阳证范畴。其临床表现主要有面赤，恶寒发热，肌肤灼热，烦躁不安，语声高亢，呼吸气粗，喘促痰鸣，口干渴饮，小便短赤涩痛，大便秘结奇臭，舌红绛，苔黄黑、生芒刺，脉浮数、洪大、滑实。

105. 答案：C 解析：舌绛有苔，多属温热病热入营血，或脏腑内热炽盛。绛色愈深，热邪愈甚。舌绛少苔或无苔，或有裂纹，多属久病阴虚火旺，或热病后期阴液耗损。

106. 答案：B 解析：肝阴虚证的临床表现为头晕眼花，两目干涩，视力减退，或胁肋隐隐灼痛，面部烘热或两颧潮红，或手足蠕动，口燥咽干，五心烦热，潮热盗汗，舌红少苔乏津，脉弦细数。

107. 答案：C 解析：肾精不足的临床表现为小儿生长发育迟缓，身体矮小，囟门迟闭，智力低下，骨骼痿软；男子精少不育，女子经闭不孕，性欲减退；成人早衰，腰膝酸软，耳鸣耳聋，发脱齿松，健忘恍惚，神情呆钝，两足痿软，动作迟缓，舌淡，脉弱。

108. 答案：C 解析：寒凝心脉以痛势剧烈、突然发作、遇寒加剧、得温痛减为特点，伴见畏寒肢冷、舌淡苔白、脉沉迟或沉紧等寒邪内盛的症状。

109. 答案：C 解析：咳嗽是指肺失宣降，肺气上逆，发出咳声，或咳吐痰液的一种肺系病证。咳嗽是肺系疾病的一个主要症状，又是具有独立性的一种疾患。喘证是由肺失宣降，肺气上逆，或肺肾出纳失常而致的以呼吸困难，甚至张口抬肩、鼻翼扇动、不能平卧等为主要表现的一种病证。作为症状，喘可出现在多种急慢性疾病过程中。哮病是由于宿痰伏肺，遇诱因引触，导致痰阻气道，气道挛急，肺失肃降，肺气上逆所致的发作性痰鸣气喘疾患。发时喉中哮鸣有声，呼吸气促困难，甚则喘息不能平卧。一般来说，哮必兼喘，喘未必兼哮。呕吐是指胃失和降，气逆于上，胃内容物经食管、口腔吐出的一种病证。嗳气是因饱食之后胃气上逆，发出沉缓而长的呃声，多伴酸腐气味。

110. 答案：E 解析：湿热蕴脾是指湿热内蕴，脾失健运，以腹胀、纳呆、发热、身重、便溏不爽等为主要表现的湿热证候。临床表现为脘腹胀闷，纳呆，恶心欲呕，口中黏腻，渴不多饮，便溏不爽，小便短黄，肢体困重，或身热不扬，汗出而热不解，或见面目发黄鲜明，或皮肤发痒，舌质红，苔黄腻，脉濡数或滑数。

111. 答案：E 解析：胃热炽盛证的临床表现为胃脘灼痛、拒按、渴喜冷饮，或消谷善饥，或口臭，牙龈肿痛溃烂，齿衄，小便短黄，大便秘结，舌红苔黄，脉滑数。

112. 答案：E 解析：脾不统血证的临床表现为各种慢性出血（如便血、尿血、吐血、鼻衄、紫斑、妇女月经过多、崩漏），食少便溏，神疲乏力，气短懒言，面色萎黄，舌淡，脉细无力。

113. 答案：C 解析：风寒犯肺证的临床表现为咳嗽，咳少量稀白痰，气喘，微有恶寒发热，鼻塞，流清涕，喉痒，或见身痛无汗，舌苔薄白，脉浮紧。

114. 答案：D 解析：患者失眠多梦，遇事易惊，胆怯心悸，伴气短自汗，倦怠乏力，舌淡，脉弦细，属于心胆气虚型不寐，适用的中成药为复方枣仁胶囊。

115. 答案：B 解析：燥邪犯肺证的临床表现为干咳无痰，或痰少而黏，不易咳出，甚则胸痛，痰中带血，或见鼻衄，口、唇、鼻、咽、皮肤干燥，尿少，大便干结，舌苔薄而干燥少津；或微有发热恶风寒，无汗或少汗，脉浮数或浮紧。

116. 答案：A 解析：肾气不固的临床表现为腰膝酸软，神疲乏力，耳鸣失聪，小便频数而清，或尿后余沥不尽，或遗尿，或夜尿频多，或小便失禁；男子滑精、早泄；女子月经淋漓不尽，或带下清稀量多，或胎动易滑；舌淡，苔白，脉弱。

117. 答案：A 解析：患儿高热烦躁，气促喘憋，喉中痰鸣，舌红苔黄腻，指纹青紫，均为痰热之象，故治则应为清热化痰、宣肺止咳。

118. 答案：B 解析：患者受凉后恶寒发热，头痛身痛，鼻塞，流清涕，苔薄白，脉浮紧，属于风寒感冒，适用的中成药有感冒清热颗粒、正柴胡饮颗粒。

119. 答案：B 解析：患者以咳嗽为主要表现，辨病为"咳嗽"；见痰多色黄，质黏稠，提示痰热郁肺；口干欲饮、大便秘结，也提示热象；舌苔黄腻、脉滑数均为痰热之征。据以上临床表现可确定为咳嗽病之痰热郁肺证，应予清热肃肺、豁痰止咳治疗。

120. 答案：D 解析：拔罐法治疗中风恢复期，主穴取肩髃、曲池、合谷、环跳、伏兔、阳陵泉、足三里；如遗留语言謇涩，配廉泉。

121. 答案：D 解析：患者头痛连及项背，常有拘急性紧张，舌淡红，苔薄，脉浮紧，属于风寒头痛，适用的中成药有川芎茶调丸。

122. 答案：C 解析：患者胃脘疼痛，胀满拒按，嗳腐吞酸，不思饮食，苔厚腻，脉滑，属于食滞胃脘型胃痛，适用的中成药有保和丸。

123. 答案：D 解析：患者湿疮病情久，反复发作，皮损色暗，舌淡苔白，脉弦细，故可推断为血虚风燥证。

124. 答案：E 解析：患者眩晕时作，动则加剧，遇劳则发，面色少华，神疲懒言，舌淡，脉细，属于气血亏虚型眩晕，适用的中成药有归脾丸。

125. 答案：E 解析：患者胁肋隐痛，遇劳加重，口干咽燥，心中烦热，头晕目眩，舌红少苔，脉弦细数，属于肝络失养型胁痛，治宜养阴柔肝。

126. 答案：B 解析：泄泻的基本病机为脾病湿盛。患者大便黄褐，气味臭秽，且伴有烦热口渴，小便短黄，舌红苔黄腻，脉滑数的表现，均提示热象，辨证为湿热伤中。

127. 答案：A 解析：患者腰部隐痛且酸软无力，可推断为肾虚腰痛。肾虚腰痛又分偏肾阳虚腰痛及偏肾阴虚腰痛。偏阳虚者，可伴少腹拘急，面色㿠白，手足不温，少气乏力，舌淡，脉沉细；偏阴虚者，则心烦失眠，口燥咽干，面色潮红，手足心热，舌红少苔，脉细数。

128. 答案：C 解析：漏肩风的刺络拔罐疗法：用皮肤针叩刺肩部压痛点，使少量出血，加拔罐。

129. 答案：B 解析：患者经期小腹冷痛，得热痛减，月经推后，量少，色暗有块，面色青白，肢冷畏寒，舌暗苔白，脉沉紧，属于寒凝血瘀型痛经，适用的中成药有少腹逐瘀颗粒、痛经丸。

A3型题

130. 答案：B 解析：流行性腮腺炎主要经呼吸道传播。

131. 答案：C 解析：暴发是指一个局部地区或集体单位中，短时间内突然出现大量相同患者的现象。暴发是流行的特例，病例多局限于小范围内。

132. 答案：B 解析：2～12岁：身高

（cm）＝年龄×6＋77，通过计算可知，应该选择B。

133. 答案：C　解析：2～12岁：体重（kg）＝年龄×2＋7（或8），通过计算可知，应该选择C。

134. 答案：B　解析：患者自行停药2周，但未产生任何不良反应。

135. 答案：B　解析：应鼓励患者坚持服药，而非转诊。

136. 答案：E　解析：李某禀赋不耐，异气外侵，会出现咽痒、鼻塞、喷嚏等过敏反应，为特禀体质中的过敏体质者。过敏体质者对季节变化、异气外侵适应能力差，易引发宿疾。

137. 答案：C　解析：李某为特禀质中的过敏体质，其发病倾向为易患哮喘、荨麻疹、过敏性鼻炎及药物过敏等。

138. 答案：E　解析：针对季节性易感疾病和传染性疾病的易感人群，开展中医药健康教育，并采取中医药干预措施，如在过敏性疾病易发期，采用中药熏鼻、喷喉等方法延缓发作。

139. 答案：D　解析：患者近半月来带下色黄腥臭，口微渴，尿黄而频，苔薄黄而腻，脉滑数，属于湿热下注证。

140. 答案：D　解析：湿热下注型带下病的治法是清热利湿，佐以解毒杀虫。

141. 答案：C　解析：湿热下注型带下病的常用中成药有妇科千金片、花红颗粒。

142. 答案：D　解析：患者以心悸为主要表现，伴疲劳、自汗、盗汗、咽干口燥，舌脉均为气虚、阴虚的表现，故为气阴两亏证。

143. 答案：D　解析：生脉饮功能益气复脉，养阴生津，用于气阴两亏，症见心悸气短、自汗。

144. 答案：D　解析：脾虚泄泻的主要症状是大便稀溏，多于食后作泻，色淡不臭，时轻时重，面色萎黄，形体消瘦，神疲倦怠，舌淡苔白，脉缓弱或指纹淡。

145. 答案：A　解析：脾虚泄泻的治法为健脾益气，升提止泻。

146. 答案：D　解析：脾虚泄泻宜选用的推拿手法是推三关、补脾土、补大肠、摩腹、推上七节骨、捏脊。

147. 答案：B　解析：行痹的主要症状是肢体关节、肌肉疼痛酸楚，屈伸不利，可涉及肢体多个关节，疼痛呈游走性，初期可有恶风、发热，苔薄白，脉浮或浮缓。

148. 答案：A　解析：治疗行痹宜选用的中成药有九味羌活丸、祖师麻片。

149. 答案：A　解析：治疗肝郁气滞型胁痛宜选用的中成药是逍遥丸。

150. 答案：D　解析：逍遥丸的组成包括柴胡、白芍、茯苓、当归、炒白术、炙甘草、薄荷。

乡村全科执业助理医师资格考试考前冲刺密卷（二）

第一单元

A1 型题

1. 答案：A　解析：中医学著作中有"天人合一""天人相应"的观点，反映了自然哲学医学模式。

2. 答案：D　解析：人际和谐表现在：一是乐于与人交往，既有稳定而广泛的人际关系，又有知己；二是在交往中保持独立而完整的人格，有自知之明，不卑不亢；三是能客观评价别人，取人之长补己之短，宽以待人，友好相处，乐于助人；四是在交往中积极态度多于消极态度。

3. 答案：C　解析：医学伦理的基本原则包括尊重原则、不伤害原则、有利原则、公正原则。

4. 答案：A　解析：主动－被动模式：在这种模式中，医师处于主动地位，患者处于被动地位并以服从为前提。这类似于父母与婴儿的关系。它主要适用于昏迷、休克、精神病患者发作期、严重智力低下者以及婴幼儿等一些难以表达主观意志的患者及需要立即抢救的急危重症患者。

5. 答案：D　解析：患者的道德权利包括：①平等医疗权；②知情同意权；③隐私保护权；④损害索赔权；⑤医疗监督权。

6. 答案：E　解析：药物治疗的伦理要求包括：①对症下药，剂量安全；②合理配伍，细致观察；③节约费用，公正分配；④严格用药，避免滥用。E 耐心倾听，正确引导，为病史采集时的伦理要求。

7. 答案：D　解析：孕产妇健康管理服务中的伦理要求包括：①转变观念，提高认识，重视孕产妇保健工作；②提高业务能力，赢得公众信任；③加强健康教育，提高孕产妇的健康意识；④尊重孕产妇，注意保护隐私。

8. 答案：D　解析：医疗卫生机构在突发事件发生时的应急措施包括提供医疗救治、防止交叉感染和污染、采取医学观察措施、依法报告。

9. 答案：E　解析：《医疗事故处理条例》规定，因抢救急危患者，未能及时书写病历的，有关医务人员应当在抢救结束后 6 小时内据实补记，并加以注明。严禁涂改、伪造、隐匿、销毁或者抢夺病历资料。患者有权复印或者复制其门诊病历、化验单（检验报告）、医学影像检查资料、手术同意书、护理记录等病历资料。疑难病例讨论记录、病程记录应当在医患双方在场的情况下封存和启封。封存的病历资料可以是复印件，由医疗机构保管。

10. 答案：D　解析：开具西药、中成药处方，每一种药品应当另起一行，每张处方不得超过 5 种药物。

11. 答案：D　解析：《处方管理办法》规定：处方一般不得超过 7 日用量；急诊处方一般不得超过 3 日用量。

12. 答案：D　解析：《母婴保健法》规定，从事婚前医学检查、施行结扎手术和终止妊娠手术的人员以及从事家庭接生的人员，必须经过县级以上地方人民政府卫生行政部门的考核，并取得相应的合格证书。

13. 答案：C　解析：医师在执业活动中应当履行下列义务：①遵守法律、法规，遵守技术操作规范；②树立敬业精神，遵守职业道德，履行医师职责，尽职尽责为患者服务；③关心、爱护、尊重患者，保护患者的隐私；④努力钻研业务，更新知识，提高专业技术水平；⑤宣传卫生保健知识，对患者进行健康教育。ABDE 为医师在执业活动中享有的权利。

14. 答案：B 解析：《医疗事故处理条例》规定：尸检应当经死者近亲属同意并签字。

15. 答案：B 解析：工作人员上岗工作，必须佩带载有本人姓名、职务或者职称的标牌。

16. 答案：C 解析：医疗机构按照规定，对使用后的一次性医疗器具和容易致人损伤的医疗废物，应当消毒并做毁形处理。

17. 答案：B 解析：目前，重大公共卫生服务项目包括艾滋病等重大疾病防控、农村孕产妇住院分娩、贫困白内障患者复明、农村改水改厕、消除燃煤型氟中毒、15岁以下人群补种乙肝疫苗、农村妇女孕前和孕早期增补叶酸预防出生缺陷，以及农村妇女乳腺癌、宫颈癌检查等项目。

18. 答案：E 解析：家庭医生签约服务的重点签约人群包括老年人、孕产妇、儿童、残疾人，以及高血压、糖尿病、结核病等慢性疾病和严重精神障碍患者。

19. 答案：B 解析：中医预防与养生保健服务的基本原则：①天人相应，顺应自然；②形神合一，形神共养；③动静互涵，协调平衡；④重视先兆，防微杜渐。

20. 答案：C 解析：针对季节性易感疾病和传染性疾病的易感人群，开展中医药健康教育，并采取中医药干预措施，如在流感易发期，发放艾叶燃熏或板蓝根等中药煎水服用。

21. 答案：D 解析：鲫鱼、醪糟有通乳作用；山药可治疗产后气虚；羊肉可治疗产后腹中绞痛；辣椒产后服用易耗阴生热，故应忌食。

22. 答案：B 解析：发病率是指某病新病例出现的频率。发病率＝一定期间内某人群某病新病例数÷同时期暴露人口数。所以分子为新发病例数。

23. 答案：D 解析：疾病的时间分布通常包括短期波动、季节性、周期性和长期变异。流行是描述疾病流行强度的指标。

24. 答案：A 解析：疾病的流行强度是指疾病在某地区某人群中，一定时期内发病数量的变化及各病例间联系的程度。常用散发、暴发、流行和大流行等术语来表示。

25. 答案：E 解析：健康教育是通过信息传播和行为干预，帮助个人和群体掌握卫生保健知识，树立健康观念，自愿采纳有利于健康的行为、生活方式的教育活动与过程；核心是帮助人们建立健康行为；目的是消除和减轻影响健康的危险因素，预防疾病。

26. 答案：E 解析：危险行为包括有不良生活方式与习惯、致病行为模式、不良疾病行为和违反社会法律、道德的危害健康行为。其中在禁烟的公共场所吸烟属于违反社会法律、道德的危害健康行为。

27. 答案：A 解析：高血压的生活指导包括低盐饮食、少吃多动、控制体重、戒烟限酒、心情愉悦、遵医行为。其运动是适量的运动，即保持有规律的中等强度的有氧耐力运动。

28. 答案：E 解析：糖尿病患者应预防并发症，鞋袜要合脚、卫生、透气，防治神经和血管病变，不用热水烫脚。

29. 答案：E 解析：艾滋病的传播途径包括性传播、血液途径传播（输血和使用血制品，静脉注射，共用刮脸刀、剃须刀、牙刷等）、母婴传播。而拥抱、握手、咳嗽、打喷嚏、蚊虫叮咬不传播艾滋病。

30. 答案：E 解析：吸烟对健康的危害：①吸烟是肺癌的最主要病因；②吸烟是冠心病的主要危险因素；③80%～90%的慢

性阻塞性肺疾病由吸烟引起；④吸烟与口腔癌、喉癌、食管癌的发病密切相关，与膀胱癌、胃癌、胰腺癌等癌症有关；⑤吸烟与消化道溃疡和脑卒中、动脉硬化、外周血管病及其他血管疾病有关。

31．答案：C 解析：每个机构每2个月最少更换1次健康教育宣传栏的内容，所以每年最少要更换6次。

32．答案：C 解析：传染病流行必备的三个基本环节是传染源、传播途径、人群易感性。

33．答案：D 解析：传染源、传播途径和易感者是传染病流行的三个基本环节，任何一个环节的变化都可能影响传染病的流行和消长。然而三个环节中的任何一个环节本身以及它们之间的连接都受到自然因素和社会因素的影响和制约。

34．答案：D 解析：霍乱属于甲类传染病。

35．答案：B 解析：对于乙类传染病中传染性非典型肺炎、肺炭疽，采取甲类传染病的预防、控制措施，按甲类管理。

36．答案：B 解析：非感染性发热主要见于：①风湿性疾病：如风湿热、系统性红斑狼疮等；②恶性肿瘤；③无菌性组织坏死：如心肌梗死、肺栓塞、烧伤、大手术等；④内分泌及代谢疾病：如甲亢、严重脱水等；⑤中枢神经系统疾病：如脑出血、外伤、肿瘤等；⑥物理因素：如中暑等；⑦变态反应：如药物热、药物引起的溶血和血型不合输血引起的溶血等；⑧其他：如自主神经功能紊乱产生的功能性发热，包括感染后热和神经功能性低热。ACDE均为感染性发热。

37．答案：E 解析：甲状腺功能减退可引起黏液性水肿，水肿以颜面、下肢的胫前较明显，为非凹陷性水肿。

38．答案：B 解析：补充铁剂及B族维生素适用于缺铁性吞咽困难患者。

39．答案：C 解析：混合型呼吸困难主要因气体交换面积减少所致。临床特点是呼气浅快，局部呼吸音减弱或消失，可伴有病理性呼吸音。常见于重症肺炎、大面积肺栓塞、气胸、大量胸腔积液、肺间质纤维化、尘肺等。

40．答案：B 解析：引起恶心、呕吐的常见病因：①反射性呕吐，包括胃肠疾病（如急慢性胃炎、幽门梗阻、肠梗阻、急性阑尾炎），肝、胆、胰腺疾病（如肝炎、肝硬化、胆囊炎、胆石症、胆道蛔虫症、急性胰腺炎）等；②中枢性呕吐，常见于颅内压增高（如脑出血、脑外伤）；③前庭功能障碍性呕吐和精神性呕吐，如梅尼埃病、晕动病等。结肠息肉的主要临床表现是便血。

41．答案：E 解析：鼻源性或牙源性疼痛多为浅表性疼痛。神经痛多呈电击样痛或刺痛。

42．答案：E 解析：COPD的主要症状是慢性咳嗽、咳痰、气短或呼吸困难、喘息、胸闷。咳粉红色泡沫痰是急性左心衰竭的特征性临床表现。

43．答案：B 解析：疱疹性咽峡炎的病原菌为柯萨奇病毒A组，好发于夏秋季。临床表现为急起高热、咽痛、流涎、厌食、呕吐等。临床体征可见咽部充血，咽腭弓、悬雍垂、软腭等处有2~4mm大小灰白色的疱疹，周围有红晕，1~2天后破溃形成小溃疡。病程为1周左右。

44．答案：A 解析：胃镜是确诊消化性溃疡首选的检查方法，可直接观察胃、十二指肠黏膜，也可进行活组织病理及幽门螺杆菌检查，对并发症的诊断及良、恶性溃疡的鉴别具有重要的价值。注意：穿孔或高度可疑有穿孔者，禁忌行胃镜检查；消化道大出血并生命体征不稳定者，应慎重选择胃镜检查。

45．答案：B 解析：抗癫痫药物的使用原则包括根据类型选择药物、尽可能使用一种药物、个体化用药、规则用药、坚持长期用药、禁止突然停药。

46. 答案：C 解析：头颅旋转引起眩晕是椎动脉型颈椎病的特点。如头转向左侧时右侧椎动脉血流量减少，左侧血流量增加以代偿供血，因左侧椎动脉病变不能代偿时即可引起脑缺血，导致眩晕发作。严重时可发生猝倒，发作过程中无意识障碍，跌倒后可自行爬起。较常见的症状还有头痛、耳鸣、眼花、记忆力减退；较少见的症状有声音嘶哑、吞咽困难、眼肌瘫痪、复视、视物不清、眼睑下垂、听力减退，还可有心脏症状，如心动过速或过缓等。

47. 答案：C 解析：房间隔缺损小于3mm的多在3个月内自然闭合；大于8mm的一般不会自然闭合。

48. 答案：B 解析：脱水往往是急性腹泻的主要死因，合理的液体疗法是降低病死率的关键。

49. 答案：D 解析：维生素D缺乏性佝偻病的临床分期为初期、激期、恢复期、后遗症期。

50. 答案：B 解析：足月儿血清总胆红素≤221μmol/L（12.9mg/dL），为生理性。

51. 答案：D 解析：控制惊厥首选地西泮。

52. 答案：D 解析：幼儿急疹出疹期，发热持续3~5天后，体温骤退，同时出疹，皮疹为红色斑疹或斑丘疹，很少融合，主要分布于颈部、躯干、上肢，1~3天消退，无色素沉着，也无脱皮。

53. 答案：E 解析：风疹是由风疹病毒（RV）引起的急性发疹性传染病，先有轻微卡他症状，数小时至1天迅速出现皮疹，先见于面颈部，24小时遍及全身，为斑疹或斑丘疹，大小不一，可融合成片，耳后淋巴结肿大并有压痛。

54. 答案：C 解析：猩红热白细胞数增高，中性粒细胞占80%以上。

55. 答案：B 解析：乙肝的传播途径主要是通过血液、体液传播。预防乙型肝炎的重点是防止病毒通过血液、体液传播，加强献血员的筛选，严格掌握输血及输血制品的适应证。

56. 答案：E 解析：诊断病毒性肝炎最可靠的依据是病原学检查及肝功能检查。

57. 答案：C 解析：脑脊液检查是明确诊断流脑的重要方法。主要表现为脑脊液外观浑浊，压力升高，白细胞明显增高，蛋白质增高，葡萄糖明显降低，氯化物降低。

58. 答案：A 解析：一般性咬伤共接种5次，每次2mL，肌内注射，在0、3、7、14、28天各注射1次。暴露前预防主要用于高危人群，即兽医、山洞探险者、从事狂犬病毒的研究人员和动物管理人员。

59. 答案：E 解析：艾滋病的传播途径为性接触传播、血源传播（通过输血、器官移植、药瘾者共用针具等方式传播）、母婴传播。

60. 答案：C 解析：鼻炎有很多种，常见的有急性鼻炎、慢性鼻炎、萎缩性鼻炎及变应性鼻炎等。

61. 答案：D 解析：手癣，俗称"鹅掌风"，是指皮肤癣菌感染手指屈侧、指间、掌部所致。

62. 答案：C 解析：面部"危险三角区"的疖，沿眼内眦静脉和眼静脉感染到颅内，可出现眼部周围的红肿、硬块、疼痛，并有全身寒战高热、头痛、昏迷，甚至死亡。

63. 答案：A 解析：内痔的好发部位为截石位3、7、11点。

64. 答案：D 解析：肺癌的发病率目前居恶性肿瘤首位。

65. 答案：D 解析：磺胺类药物可引起核黄疸，因此禁用于新生儿及2月龄以下婴儿。妊娠期、哺乳期患者应避免用本类药物。用药期间应多饮水，维持充足尿量，以防结晶尿的产生，必要时可服用碱化尿液的药物。

66. 答案：E 解析：老年人合理用药的原则：①明确用药指征，合理选药：对于老年人，除急症或器质性病变外，应尽量少使用药物。当老年患者必须进行药物治疗时，则应用最少的药物和最小的有效剂量，一般不超过3～4种药物配用，以免药物相互作用而产生严重不良反应或拮抗疗效，也避免老年人漏服或误服。②用药剂量个体化：老年人用药应从小剂量开始，以成人用量的1/2、2/3、3/4顺序逐渐增加至个体最合适的获得满意疗效的治疗剂量。③选择合适的药物剂型，简化用药方法：选用简便的服用方法对老年人更有益，尽量选用一天用药1～2次的药物，尽量不使用服药间隔不规则的药物，以便提高依从性，避免漏服。

67. 答案：C 解析：肝素、香豆素类药物的不良反应主要是自发性出血。

68. 答案：E 解析：现场及时并且高质量的心肺复苏是抢救成功的关键。基本生命支持的顺序：胸外按压→打开气道→人工呼吸。如果存在室颤或无脉性室速，应尽早进行电除颤。

69. 答案：A 解析：对口服有机磷农药中毒患者，清除其未被吸收毒物的首要方法是催吐和洗胃。

70. 答案：A 解析：中暑可分为先兆中暑、轻症中暑和其中重症中暑，其中重症中暑又可分为4种类型，即热痉挛、热衰竭、日射病、热射病。

71. 答案：C 解析：中度烧伤：成人Ⅱ度烧伤面积11%～30%或Ⅲ度烧伤面积小于10%；小儿减半。

A2型题

72. 答案：D 解析：医生采用以下措施有助于患者的记忆：①将医嘱内容进行归纳。②指导力求具体：对需要患者进行配合的要求应明确、具体，不要一般而言或模糊笼统。③重要的医嘱首先提出。④语句表达通俗易懂，简洁明了。⑤复述可以增强记忆：在患者离开前让其将医嘱复述一遍，有利于增强记忆。

73. 答案：B 解析：此医生遵循的是保密原则，为了替患者就诊信息与心理情况的保密。

74. 答案：A 解析：心理咨询的主要手段：①宣泄：指来访者将其郁积已久的情绪烦恼与变态行为倾诉给咨询人员的过程。②领悟：指来访者在咨询人员的帮助下，全面深刻地认识其心理不适与情绪障碍的过程。③强化自我控制：可使来访者解除某种不良情绪状态与行为方式对自我的禁锢，协调个人与环境的关系，从而获得内心的和谐。④增强自信心：能使来访者在战胜恶劣心境、摆脱不良情绪的基础上，积极面对生活矛盾，调节自我与环境的不协调，以乐观的态度对待人生。

75. 答案：E 解析：在交谈中医务人员应学会"心理换位"，设身处地从患者的角度去理解、体会其所谈的问题，做到"同感"。ABCD均没有体现出"同感"。

76. 答案：D 解析：体格检查的伦理要求是关心体贴，减少痛苦。体格检查时动作要敏捷，手法要轻柔，不要长时间检查一个部位，并让患者频繁改换体位，以免增加患者的痛苦。

77. 答案：C 解析：医生因抢救急危患者，未能及时书写病历的，有关医务人员应当在抢救结束后6小时内据实补记，并加以注明。

78. 答案：D 解析：以师承方式学习中医学的人员以及确有专长的人员，应当按照国务院卫生行政部门的规定，通过执业医师或者执业助理医师资格考核，并经注册取得医师执业证书后，方可从事中医医疗活动。

79. 答案：C 解析：有下列情形之一的药品，按劣药论处：①未标明有效期或者更改有效期的；②不注明或者更改生产批号的；③超过有效期的；④直接接触药品的包装材料和容器未经批准的；⑤擅自添加着色剂、防腐剂、香料、矫味剂及辅料的；⑥其他不符合药品标准规定的。

80. 答案：A 解析：第一级预防又称为病因预防或者发病前期预防，是指在疾病尚未发生时针对疾病"易感期"的致病因素（或危险因素）采取措施，是积极预防疾病的根本措施，如社区居民的健康教育活动、预防接种等。

81. 答案：B 解析：脾胃虚弱者，可服山药扁豆粳米粥；肾虚腰痛者，可食用猪腰子菜末粥；产后恶露不净者，可服当归生姜羊肉汤或益母草红糖水、醪糟。

82. 答案：B 解析：收集资料是根据研究目的和设计的要求，准确获取可靠的原始资料。原始数据是统计工作的基本依据，及时、准确、完整地收集足够数量的原始数据是收集资料的基本原则。

83. 答案：B 解析：散发是指某病在某地区人群中呈历年的一般发病率水平。判断某病是否散发，通常以该病在该地区前3年的发病率水平为参考。

84. 答案：B 解析：夫妻双方孕前需注意的事项如下：①孕前须做保健咨询，从孕前3个月开始，建议每天口服叶酸0.4mg；②处于最佳健康状态和情绪、不吸烟不饮酒时怀孕；③避孕药停服半年、取节育器半年方可怀孕；④不要饲养宠物和经常接触宠物；⑤不吸毒，不洗桑拿、不泡温泉或用太热的水洗澡；⑥尽量少化妆，不染发，不烫发；⑦卧室内减少电器的使用；⑧合理安排饮食，均衡膳食，不偏食，不挑食；⑨生活规律，做力所能及的运动；⑩女性若患肝炎、肾炎、结核、心脏病等重要脏器疾病，应暂时避孕，在有资质的医疗机构进行检查和评估后决定是否妊娠；⑪女性若在有毒有害的环境工作，应调离并进行相应检查后方可怀孕。

85. 答案：C 解析：健康教育方式：①讲座；②小组讨论；③同伴教育：就是以同伴关系为基础开展的信息交流和分享，由于村民普遍文化水平低，因此不适用；④演示/示范；⑤门诊个体健康教育：是指医务人员在门诊诊治患者的同时，针对就诊者个体的具体情况开展的健康教育；⑥入户健康教育：是指卫生服务机构医务人员主动入户开展的针对个体的健康教育，主要对象是新生儿、产妇、儿童及看护人、老年人、重症护理患者、残疾人等重点人群；⑦电话和网络咨询：对于路途远、身体不方便无法当面咨询的人群来说更方便。

86. 答案：A 解析：预警行为是指对可能发生的危害健康的事件预先采取措施从而预防事故发生，以及能在事故发生后正确处置的行为，如驾车使用安全带，溺水、车祸、火灾等意外事故发生后的自救和他救行为。

87. 答案：E 解析：体质指数（BMI）=体重（kg）/身高的平方（m^2）。患者BMI为$27.3kg/m^2$，目前属于偏胖；腰围大于85cm，属于腹型肥胖，但她喜食油腻食物，故应减重，减少脂肪摄入。

88. 答案：B 解析：学校发生食物中毒，一次中毒人数5人及以上，或死亡1人以上属于突发公共卫生事件，应在2小时内向所在地区县级人民政府的卫生行政部门报告。

89. 答案：D 解析：稽留热是指体温持续在39～40℃以上达数天或数周，24小时内波动不超过1℃，常见于肺炎链球菌肺炎和伤寒等。

90. 答案：D 解析：昏迷是严重的意识障碍，表现为意识持续中断或完全丧失，可按程度分为轻度、中度、深度昏迷。其中深度昏迷的表现是全身肌肉松弛，对各种刺激全无反应，深、浅反射均消失。

91. 答案：A　解析：患者分泌物涂片显示多形核白细胞占多数，所以为细菌性结膜炎。结膜炎主要分为细菌性、病毒性、衣原体性和过敏性。病毒性结膜炎淋巴细胞占多数。过敏性结膜炎活检标本中可见嗜酸和嗜碱性粒细胞。衣原体性结膜炎属于疱疹性结膜炎，涂片中中性粒细胞和淋巴细胞各占一半。

92. 答案：C　解析：患者反复出现唇、颊、舌黏膜多个直径小于 5mm 的溃疡，因此属于轻型复发性口疮。口腔癌的溃疡是长时间不能痊愈。慢性唇炎好发于下唇。口腔黏膜白斑多见于中年男性，好发于口唇、两颊、上腭、舌背及牙龈黏膜。念珠菌性口炎多见于新生儿，口腔黏膜上有散在的白色如雪的柔软小斑点。

93. 答案：C　解析：患者心悸时第一心音强弱不等，心律绝对不规整，因此病因是房颤。ABDE 的心率和脉搏是一样的。

94. 答案：E　解析：患者的血尿多在排尿结束前出现，即终末血尿。终末血尿提示病变部位在膀胱三角区或后尿道。肾小球源性血尿为全程血尿。初血尿提示病变部位在前尿道，病变在膀胱及输尿管开口以上部位时可表现为全程血尿。

95. 答案：E　解析：中年女性，情绪激动或生气后出现全身抽搐，检查均为阴性，考虑为癔症。短暂性脑缺血发作（TIA）的发作时间短，多为几分钟。低血糖抽搐与情绪无关。癫痫发作多有脑电图改变。低钙血症为局部抽搐。

96. 答案：B　解析：摄入亚硝酸盐可引起血液中高铁血红蛋白增加，出现发绀。ACDE 均为血液中还原血红蛋白增多。

97. 答案：D　解析：砖红色胶冻样痰考虑肺炎克雷伯菌感染，首选抗生素为氨基糖苷类抗生素，但此患者已出现口唇发绀，说明患者病情较重，需要转诊治疗。

98. 答案：E　解析：血压 180/110mmHg，诊断为高血压 3 级，应进一步检查有无其他靶器官损害（如心脏和血管）。高血压 2 级及以上者应行降压药物治疗。

99. 答案：A　解析：慢性萎缩性胃炎伴重度不典型增生最严重的结局为胃癌。对于重度不典型增生伴局部淋巴结肿大者，可考虑手术治疗。

100. 答案：B　解析：月经期下腹坠痛，妇科检查无阳性体征可诊断为原发性痛经。子宫内膜异位症的腹痛为继发性痛经，呈进行性加重。

101. 答案：D　解析：BMI 正常范围为 18.5~23.9，26 属于过重。

102. 答案：B　解析：佝偻病激期临床表现为颅骨软化，方颅，前囟门较大且闭合延迟，乳牙萌出迟，肋骨串珠，肋膈沟、鸡胸或漏斗胸，血钙正常或下降，碱性磷酸酶明显升高。结合题中症状，考虑为佝偻病激期。

103. 答案：E　解析：典型水痘：发病较急，前驱期有低热或中度发热、全身不适、食欲减退、咳嗽等症状，1~2 天出现皮疹；全身症状相对较轻；病程经历约 1 周即可痊愈。皮疹特点：①首先出现于面部、头部和躯干部，继而扩展至四肢，末端稀少，呈向心性分布。②水痘发疹经历斑疹、丘疹、疱疹及结痂四个阶段。初为斑疹和丘疹，继之变为透明饱满的水疱，后渐转浑浊，甚至呈脓疱样外观，2~3 天后开始结痂，愈后不留瘢痕。③皮疹分批发生，伴明显痒感，高峰期可见红斑、丘疹、疱疹和结痂同时存在。

104. 答案：C　解析：尖锐湿疣的临床表现为男性冠状沟、龟头、包皮、尿道口、肛门，女性大小阴唇、子宫颈、阴道、尿道等部位出现大小不等的疣状赘生物，可呈乳头状、鸡冠状、菜花状，一般无症状。

105. 答案：E 解析：接触性皮炎外用药治疗以消炎、止痒、预防感染为主。根据皮肤病外用药物治疗原则可选用炉甘石洗剂、3%硼酸溶液、氧化锌油或糊剂、糖皮质激素霜剂或软膏等外用药。

106. 答案：D 解析：患者长期吸烟，最近出现咳嗽、咳痰、痰中带血丝，右侧胸痛，消瘦；X线提示右侧肺门类圆形阴影，边沿毛糙，考虑为肺癌，故需进行纤维支气管镜检查以明确诊断。

107. 答案：A 解析：患者因车祸骨盆、膀胱破裂，兼有面色苍白，呼吸急促，四肢厥冷，烦躁不安，血压90/70mmHg，心率150次/分，考虑为疼痛引起的休克，据此可以诊断为创伤性休克早期。

108. 答案：A 解析：胸腔闭式引流适用于反复气胸、交通性气胸、张力性气胸和部分心肺功能差而症状较重的闭合性气胸患者。插管部位通常在患侧胸部锁骨中线第2肋间或腋前线第4或第5肋间。

109. 答案：A 解析：脑震荡的临床表现：①意识障碍：伤后立即昏迷，一般不超过半小时，表现为神志恍惚或意识完全丧失。②逆行性遗忘：清醒后不能回忆受伤当时乃至伤前一段时间内的情况。③伤后短时间内表现为面色苍白、出汗、血压下降、心动徐缓、呼吸浅慢、肌张力降低、各种生理反射迟钝或消失，此后有头痛、头昏、恶心、呕吐等。这些症状常在数日内好转或消失；部分患者症状延续较长。④神经系统检查一般无阳性体征；脑脊液压力正常或偏低，其成分化验正常。

110. 答案：B 解析：肘关节后脱位时，肘后方空虚，鹰嘴部向后明显突出，关节呈半屈曲位，活动受限。

A3型题

111. 答案：A 解析：系统脱敏法，可用于治疗患者对特定事件、人、物体或泛化对象的恐惧和焦虑。

112. 答案：C 解析：行为疗法包括系统脱敏法、冲击疗法、厌恶疗法等。

113. 答案：E 解析：参麦注射液应单独使用，禁忌与其他药品混合配伍使用，尤其不能与甘油果糖注射液、青霉素类高敏药物联合使用。

114. 答案：C 解析：乡村全科医生在诊疗活动中，如遇到急危重症，应积极向上级医疗机构转诊。

115. 答案：A 解析：流感主要经呼吸道飞沫进行传播。

116. 答案：C 解析：暴发是指一个局部地区或集体单位中，短时间内突然出现大量相同患者的现象。暴发是流行的特例，病例多局限于小范围内。

117. 答案：E 解析：麻腮风疫苗的接种部位为上臂外侧三角肌下缘附着处，皮下注射。

118. 答案：D 解析：麻腮风疫苗接种的禁忌证有严重疾病、急性或慢性感染、发热、有过敏史者。有免疫缺陷、免疫功能低下或接受免疫抑制剂治疗者不得接种。另外，妊娠妇女严禁接种；妇女怀孕前3个月内不宜接种。

119. 答案：D 解析：患者既往有胆石症病史（病因）+饱餐后（诱因）+恶心、呕吐且呕吐后不缓解（症状），诊断为急性胰腺炎。

120. 答案：B 解析：血清淀粉酶检查是诊断急性胰腺炎最常用的方法。

121. 答案：C 解析：哮喘的诊断标准：①反复发作喘息、气急、胸闷或咳嗽，多与接触变应原、冷空气等有关。②发作时在双肺可闻及以呼气相为主的哮鸣音，呼气相延长。③上述症状可经治疗缓解或自行缓解。④除外其他疾病。⑤临床表现不典型者，下列三项中至少一项阳性：支气管激发试验或运动试验阳性、支气管舒张试验阳性、昼夜最高呼气流量（PEF）变异率≥20%。符合①～④条或④、⑤条者，可以诊断为支气管哮喘。

122. 答案：D 解析：结合患者的症状考虑为重度支气管哮喘，应尽早静脉应用糖皮质激素，待病情控制和缓解后改为口服。

123. 答案：E 解析：胃食管反流最常见的临床表现是胃灼热、反酸，常在餐后1小时出现，卧位、弯腰或腹压增加时可加重；部分患者胃灼热、反流症状在夜间入睡时发生；有时候还可以伴随一些非典型临床表现，如胸痛（酷似心绞痛）、吞咽困难或胸骨后异物感。

124. 答案：D 解析：治疗胃食管反流最好的药物是质子泵抑制剂；维持治疗最有效的药物也是质子泵抑制剂。

125. 答案：B 解析：墨菲征阳性结合患者查体，为急性胆囊炎的典型临床表现。急性胰腺炎多表现为左上腹痛，疼痛向左肩背部放射。急性胃肠炎多表现为恶心、呕吐。急性阑尾炎多表现为转移性右下腹痛，腹膜炎体征以右下腹为主。肾结石患者无墨菲征表现。

126. 答案：A 解析：急性胆囊炎首选B超检查，可见胆囊增大，或呈双边。

127. 答案：C 解析：肾结石患者泌尿系X线片高密度影多在肋脊角处。膀胱在盆腔内，故膀胱结石的高密度影投影部位为骨盆内。

128. 答案：E 解析：患者输尿管结石较小（小于0.6cm），且输尿管远端无梗阻，可以口服药物治疗。首选解痉治疗，结合排石药物和大量饮水，结石可自行排出。

129. 答案：E 解析：患者空腹血糖正常（小于7.0mmol/L），结合怕热、心悸等高代谢症状，符合甲状腺功能亢进症表现。糖尿病患者多表现为血糖升高，空腹血糖7.0mmol/L以上。缺铁性贫血多有血液学指标的变化，且多不伴有腹泻。

130. 答案：C 解析：甲状腺功能亢进首选的辅助检查为甲状腺功能的测定，表现为TSH升高，TT_4、FT_4、FT_3升高。

131. 答案：B 解析：理想体重的计算方法：男性体重（kg）＝身高－105cm；女性体重（kg）＝身高－100cm。

132. 答案：C 解析：每日能量需要量＝标准体重×单位标准体重能量需要量。乡村教师属于轻体力活动，单位标准体重能量需要量约为30kcal/kg，因此最合适的是2000kcal。

133. 答案：A 解析：引起蛛网膜下腔出血的病因主要是颅内动脉瘤和动脉畸形，其中以动脉瘤最为常见。

134. 答案：A 解析：蛛网膜下腔出血的治疗原则：患者应绝对卧床休息，避免情绪激动和用力，维持水和电解质平衡，保持生命体征稳定。控制血压在正常或稍偏低水平。控制颅内压增高可用20%甘露醇和呋塞米（速尿）。止血药可用6-氨基己酸、氨甲苯酸、酚磺乙胺等。防止和治疗脑血管痉挛可使用尼莫地平。对于动脉瘤引起的出血可采用外科手术或介入治疗。

135. 答案：A 解析：类风湿关节炎属于自身免疫性疾病，表现为全身多发性和对称性慢性关节炎；特点是关节痛和肿胀反复发作，进行性加重，最终导致关节破坏、强直和畸形。风湿性关节炎是由溶血性链球菌感染引起的结缔组织炎症，主要累及大关节，以红、肿、热、痛为主要表现，多不出现关节畸形。

136. 答案：E 解析：类风湿关节炎的基本病理变化为关节滑膜的慢性炎症，早期滑膜边缘部分增生，形成肉芽组织血管翳，并逐渐覆盖于关节软骨表面，后期关节面间肉芽组织逐渐纤维化，形成纤维性关节僵直，进一步出现骨性僵直。关节周围的肌肉痉挛或挛缩会加重关节畸形，但不会导致关节强直。

137. 答案：C 解析：患者急性起病，以血尿、蛋白尿、水肿和高血压为典型临床表现，且发病前有感染史，符合急性肾小球肾炎表现。急性尿路感染的典型临床表现为尿频、尿急、尿痛等膀胱刺激征。

138. 答案：E 解析：急性肾小球肾炎患者需卧床休息，直到肉眼血尿减少、水肿消退方可逐步增加活动。可恢复体力活动的指标是尿检完全正常。

139. 答案：B 解析：抗 HAV IgM 阳性，提示甲肝。发热恶寒，食欲不振，厌油腻，上腹不适，尿色加深，后又出现巩膜黄染，为急性黄疸型肝炎的表现。

140. 答案：C 解析：甲肝减毒活疫苗及灭活死疫苗均有较好的预防效果，高危易感人群应接种。

141. 答案：C 解析：脓性指头炎多因甲沟炎加重或指尖、手指末节皮肤受伤后引起，致病菌多为金黄色葡萄球菌。初起阶段，指头有针刺样疼痛，轻度肿胀；继而指头肿胀加重，有剧烈跳痛，可有发热、全身不适。甲沟炎表现为甲沟皮下的红、肿、热、痛。

142. 答案：C 解析：指头炎初发时，应悬吊前臂平置患手，避免下垂及减轻疼痛；给予青霉素等抗菌药物，以金黄散糊剂敷贴患指；若患指疼痛剧烈，肿胀明显，伴有全身症状，应及时切开引流，避免指骨受压坏死或发生骨髓炎。故患者目前应及时切开。

143. 答案：A 解析：急性乳腺炎的临床特点是发病距产后时间越短临床表现越明显，炎症进展越快。临床表现主要包括全身表现及局部表现两个方面。全身表现主要为畏寒、发热以及白细胞计数增高。局部表现主要为乳房红、肿、热、痛（压痛及搏动性疼痛）和肿块，患侧乳房体积增大，可形成脓肿，可有患侧腋窝淋巴结肿大。

144. 答案：A 解析：急性乳腺炎的治疗原则是消除感染，排空乳汁。

145. 答案：C 解析：患者有大量吸烟史 23 年，咳嗽、痰中带血 2 个月，近 1 个月来四肢关节疼痛及杵状指，X 线显示右肺上叶肺不张，故考虑肺癌。

146. 答案：A 解析：手术治疗仍然是肺癌最重要和最有效的治疗手段。

147. 答案：B 解析：患者老年男性，出现恶病质症状（体重下降、血红蛋白低），大便习惯改变，故考虑诊断为直肠癌。肠结核患者多有结核中毒症状，如午后低热、盗汗等，与该患者表现不符。

148. 答案：A 解析：我国直肠癌多为低位型。直肠指诊可发现 70% 的直肠癌。

149. 答案：A 解析：磺脲类药物属于促胰岛素分泌剂，可刺激胰岛素释放。患者服用过量药物后，出现上述症状，怀疑低血糖发作，故首选检查为血糖检测。

150. 答案：E 解析：患者目前低血糖发作，应快速补充血糖。

第二单元

A1 型题

1. 答案：B 解析：登革热属于病毒性疾病。

2. 答案：E 解析：责任报告单位和责任疫情报告人员发现甲类传染病和乙类传染病中的肺炭疽、传染性非典型肺炎、埃博拉出血热、人感染高致病性禽流感、寨卡病毒病、黄热病、拉沙热、裂谷热、西尼罗病毒病等传染病患者或疑似患者，或发现其他传染病及不明原因疾病暴发时，应于 2 小时内报告。发现其他乙、丙类传染病患者或疑似患者和规定报告的传染病病原携带者，应于 24 小时内报告。

3. 答案：D 解析：①对患者、病原携带者，予以隔离治疗，隔离期限根据医学检查结果确定。②对疑似患者，确诊前在指定场所单独隔离治疗。③对医疗机构内的患者、病原携带者、疑似患者的密切接触者，在指定场所进行医学观察和采取其他必要的预防措施。④拒绝隔离治疗或者隔离期未满擅自脱离隔离治疗的，可以由公安机关协助医疗机构采取强制隔离治疗措施。

4. 答案：B　解析：呼吸道传染病主要通过空气污染环境，因此通风、戴口罩和空气消毒非常重要。

5. 答案：B　解析：4月龄可以接种的疫苗有脊髓灰质炎减毒活疫苗和百白破疫苗。乙型病毒性肝炎疫苗的接种时间是出生后24小时内、1个月和6个月。甲肝灭活疫苗接种时间是18月龄、24月龄，一共两针。流行性感冒疫苗不在国家免疫规划疫苗范围内。

6. 答案：B　解析：百白破疫苗在上臂外侧三角肌或臀部进行肌内注射。

7. 答案：B　解析：居民健康管理的重点人群包括国家基本公共卫生服务项目要求的0~6岁儿童、孕产妇、老年人、慢性病和重性精神疾病患者等。不包括6岁以上的儿童。

8. 答案：C　解析：生活方式栏中的"体育锻炼"指主动锻炼，即有意识地为强体健身而进行的活动，不包括因工作或其他需要而必须进行的活动，如为上班骑自行车、做强体力工作等。

9. 答案：D　解析：新生儿护理时，若有头部血肿、口炎或鹅口疮、皮肤皱褶处潮红或糜烂，给予针对性指导。对生理性黄疸、生理性体重下降、"马牙""螳螂嘴"、乳房肿胀、假月经等现象无须特殊处理。

10. 答案：C　解析：早产儿是指胎龄<37周的儿童。

11. 答案：C　解析：营养性缺铁性贫血是小儿时期危害健康的常见病，多发生在6个月到3岁的婴幼儿。

12. 答案：A　解析：含铁丰富且易吸收的食物，如动物肝脏、血及瘦肉。多吃富含维生素C的蔬菜水果，有助于食物中铁的吸收。

13. 答案：E　解析：从怀孕开始到怀孕13周前（12^{+6}周前）的孕妇为孕早期健康管理对象。基层医疗卫生机构要为孕早期孕妇建立《母子健康手册》，进行孕早期健康教育与指导，同时进行第一次产前检查服务。

14. 答案：A　解析：①不要用肥皂等洗剂清洗乳头；②不推荐挤初乳；③初乳可使婴儿获得首次免疫；④早吸吮可以刺激催乳素分泌，保证早开奶；⑤母乳喂养可以增强母婴情感交流。

15. 答案：E　解析：产后避孕方法：①哺乳避孕不推荐单独使用；②工具避孕安全可靠；③宫内节育器在阴道分娩3个月后、剖宫产6个月后可放置；④哺乳期哺乳的妇女不推荐口服避孕药，不哺乳的妇女可根据个人情况选用口服避孕药或针剂。

16. 答案：E　解析：孕早期健康管理的孕产妇妊娠风险筛查包括：①基本情况：年龄≥35岁或≤18岁、身高≤145cm、BMI＞$25kg/m^2$或＜$18.5kg/m^2$、Rh血型阴性。②异常妊娠及分娩史：生育间隔＜18个月或＞5年、剖宫产史、不孕史、不良孕产史（各类流产≥3次、早产史、异位妊娠史等）、本次妊娠异常情况。③妇产科疾病及手术史：子宫肌瘤或卵巢囊肿≥5cm。④家族史：高血压家族史且孕妇目前血压≥140/90mmHg、糖尿病等。⑤既往疾病及手术史：重要脏器疾病史、恶性肿瘤病史等。⑥辅助检查：血红蛋白＜110g/L，梅毒、HIV、乙肝阳性，尿常规异常持续2次以上，尿糖阳性且空腹血糖异常（妊娠24周前血糖≥7.0mmol/L，妊娠24周起血糖≥5.1mmol/L）等。⑦还有一些需要关注的表现及病史。

17. 答案：E 解析：①老年人应合理膳食：食物多样，谷类为主，粗细搭配；②应增加运动，但运动方式应自然、简便，不宜做负重憋气、过分用力、头部旋转摇晃的运动；③戒烟限酒；④保持心理平衡；⑤监测血压和血糖。

18. 答案：A 解析：建议高危人群每半年至少测量1次血压，并接受医务人员的生活方式指导。

19. 答案：D 解析：高血压的高危人群主要包括：①血压高值：收缩压130～139mmHg和（或）舒张压85～89mmHg。②超重或肥胖和（或）腹型肥胖：24kg/m² ≤ BMI < 28kg/m² 为超重，BMI ≥ 28kg/m² 为肥胖或重度肥胖，腰围男 ≥ 90cm、女 ≥ 85cm 为腹型肥胖。③高血压家族史（一、二级亲属）。④长期高盐膳食。⑤长期过量饮酒，平均每日饮白酒 ≥ 100mL（2两），白酒与其他类型酒的折算方法：白酒1两相当于葡萄酒4两，黄酒半斤，啤酒1瓶，果酒4两。⑥年龄 ≥ 55岁。

20. 答案：C 解析：连续2次出现血压控制不满意或药物不良反应难以控制，以及出现新的并发症或原有并发症加重的患者，建议其转诊到上级医院，应2周内主动随访转诊情况。

21. 答案：E 解析：2型糖尿病患者健康管理的服务对象是辖区内35岁及以上常住居民中2型糖尿病患者。

22. 答案：D 解析：肺结核患者的随访管理：①评估是否存在危急情况，如有则紧急转诊，2周内主动随访转诊情况。②对无须紧急转诊的，了解患者的服药情况（包括服药是否规律、是否有不良反应），询问上次随访至此次随访期间的症状。③询问其他疾病状况、用药史和生活方式。④提醒并督促患者按时到定点医疗机构进行复诊。

23. 答案：B 解析：自知力完全是指患者真正认识到自己有病，能透彻认识到哪些是病态表现，并认为需要治疗。自知力不全是指患者承认有病，但缺乏正确认识和分析自己病态表现的能力。自知力缺失是指患者否认自己有病。

24. 答案：D 解析：严重精神障碍病情不稳定患者是指危险性3～5级，或患者的精神症状、自知力、社会功能状况、躯体状态等方面均较差，如存在明显的精神病症状、自知力缺乏、有急性药物不良反应或严重躯体疾病。

25. 答案：B 解析：湿热质的发病倾向是易患疮疖、黄疸、热淋等。

26. 答案：A 解析：摩腹的功效是改善脾胃，促进消化吸收。

27. 答案：C 解析：足三里穴的位置在小腿前外侧，当犊鼻下3寸，距胫骨前缘一横指处。

28. 答案：E 解析：阳虚质的总体特征为阳气不足，以平素畏冷、手足不温、喜热饮食、易出汗、精神不振、睡眠偏多、小便清长、大便溏薄、舌淡胖嫩、边有齿痕等虚寒表现为主要特征。

29. 答案：C 解析：中风中经络的治疗原则以平肝息风、化痰祛瘀为主。

30. 答案：E 解析：痹证的常见病因：①外邪侵袭：居处、劳动环境寒冷潮湿，或阴雨潮湿季节，感受风寒湿邪则成风寒湿痹。风寒湿痹，郁久化热，致风湿热合邪痹阻经络为患。②正气不足：素体虚弱或病后、产后气血亏虚，或劳倦过度，正气不足，卫外不固，外邪乘虚致病。

31. 答案：B 解析：痹证的治疗以祛邪通络为基本原则，并根据邪气的偏盛，分别予以祛风、散寒、胜湿、清热、祛痰、化瘀。痹证的治疗，还宜重视养血活血；久痹正虚者，应重视扶正，补肝肾、益气血是常用之法，还可配合针灸、推拿等外治方法。

32. 答案：E 解析：酒类的主要卫生

问题是酒中的有害物质，常见的有甲醇、醛类、氰化物、铅、锰、微生物污染等。

33. 答案：E　解析：全科医疗服务特点包括基层医疗照护、人性化照护、综合性照护、持续性照护、协调性照护、可及性照护。其中基层医疗照护特点：全科医疗是一种以门诊为主体的第一线医疗照护，也称为首诊服务。全科医疗以相对简便、经济而有效的手段解决社区居民70%以上的健康问题，并根据需要安排患者及时、恰当地利用其他级别或类别的医疗保健服务；同时关心未就医的患者以及未患病者的健康需求。

34. 答案：E　解析：

特性	全科医疗	专科医疗
服务人口	较少而稳定	多而流动性强
照顾范围	宽	窄
疾患类型	常见问题	疑难急重问题
技术	基本技术，不昂贵	高新技术，昂贵
方法	综合	分科
责任	持续性，生前至死后	间断性
服务内容	综合性一体化健康服务	医疗为主
态度/宗旨	以健康为中心，全面管理 以人为中心，患者主动参与	以疾病为中心，救死扶伤 以医生为中心，患者被动服从

35. 答案：C　解析：论治又称施治，是根据辨证的结果，确定相应的治疗原则和方法的过程。

36. 答案：C　解析：面色青黄，即面色青黄相兼，又称苍黄，多属肝郁脾虚。

37. 答案：C　解析：舌绛少苔或无苔，或有裂纹，多属久病阴虚火旺，或热病后期阴液耗损。

38. 答案：E　解析：绛舌较红舌颜色更深，或略带暗红色，主里热亢盛、阴虚火旺。

39. 答案：C　解析：午后热甚，身热不扬（肌肤初扪不甚热，但扪之稍久即感灼手），兼见头身困重，胸脘满闷，舌苔黄腻，为湿温潮热，属湿温病。

40. 答案：D　解析：咳声短促，呈阵发性、痉挛性，连续不断，咳后有鸡鸣样回声，并反复发作者，称为顿咳（百日咳），多因风邪与痰热搏结所致，常见于小儿。

41. 答案：C　解析：呕吐呈喷射状者多为热扰神明，或因头颅外伤，颅内有瘀血、肿瘤所致。

42. 答案：A　解析：自觉口中有酸味或泛酸，甚至闻之有酸腐气味，多见于伤食、肝胃郁热等。

43. 答案：C　解析：战汗是指先恶寒战栗而后汗出的症状。因邪盛正馁，邪伏不去，一旦正气来复，正邪剧争所致。常见于温病或伤寒邪正剧烈斗争的阶段，是病变发展的转折点。若汗出热退，脉静身凉，提示邪去正复，疾病向愈；若汗出身热不退，烦躁不安，脉来急疾，提示邪盛正衰，病情恶化。

44. 答案：B　解析：精神极度疲惫、神识矇眬、困倦易睡、肢冷脉微者，多因心肾阳虚，神失温养所致。

45. 答案：B　解析：消谷善饥，兼大便溏泄，属胃强脾弱。

46. 答案：E　解析：白带中混有血液，赤白相兼，多因肝经郁热或湿毒蕴结所致。若绝经后仍见赤白带淋漓不断者，可能由癌瘤引起。

47. 答案：B　解析：脉来急促，一息五至以上而不满七至，为数脉，多见于热证，亦见于里虚证。

48. 答案：E　解析：半表半里证是指病变既非完全在表，又未完全入里，病位处于表里进退变化之中。临床表现为寒热往来，胸胁苦满，心烦喜呕，默默不欲饮食，口苦，咽干，目眩，脉弦。

49. 答案：E　解析：足三阴经在足内

踝尖上8寸以下为足厥阴肝经在前，足太阴脾经在中，足少阴肾经在后。

50. 答案：C　解析：耳后两乳突之间的骨度分寸是9横寸。

51. 答案：C　解析：瘢痕灸属于艾炷灸。

52. 答案：B　解析：肝阳化风证的临床表现：眩晕欲仆，步履不稳，头胀头痛，急躁易怒，耳鸣，项强，头摇，肢体震颤，手足麻木，语言謇涩，面赤，舌红，或有苔腻，脉弦细无力，甚至突然昏仆，口眼㖞斜，半身不遂，舌强语謇。

53. 答案：C　解析：心气虚证的临床表现：心悸，胸闷，气短，精神疲倦，或有自汗，活动后诸症加重，面色淡白，舌质淡，脉虚。

54. 答案：A　解析：燥邪犯肺证属外感，常兼有表证，干燥症状突出，虚热之象不明显；肺阴虚证属内伤，无表证，虚热内扰的症状明显。

55. 答案：D　解析：四神丸功能温肾散寒，涩肠止泻，用于肾阳不足所致的泄泻，症见肠鸣腹胀、五更泄泻、食少不化、久泻不止、面黄肢冷。

56. 答案：D　解析：痰湿咳嗽的主症为反复咳嗽，痰多色白，胸闷脘痞，食少便溏，苔白腻，脉滑。

57. 答案：C　解析：眩晕气血亏虚证的主要症状是眩晕绵绵，动则加剧，劳累则发，面色少华，神疲懒言，舌淡，边有齿印，脉细。

58. 答案：C　解析：胃痛肝气犯胃证的主要症状是胃脘胀痛，攻撑作痛，脘痛连胁，胸闷嗳气，喜叹息，大便不畅，得嗳气、矢气则舒，遇烦恼则痛作或痛甚，苔薄白，脉弦。

59. 答案：B　解析：气虚秘的主要症状是大便并不干硬，虽有便意，但排便困难，用力努挣则汗出短气，便后乏力，面白

神疲，肢倦懒言，舌淡苔白，脉弱。

60. 答案：C　解析：外痔发生于齿状线以下，是由痔外静脉丛扩大曲张，或痔外静脉丛破裂，或反复发炎纤维增生而成的疾病。其表面被皮肤覆盖，不易出血。其特点是自觉肛门坠胀、疼痛，有异物感。

61. 答案：B　解析：月经先后无定期肾虚证的主要症状为经行或先或后，量少，色淡暗，质清，或腰骶酸痛，或头晕耳鸣，舌淡苔白，脉细弱。

62. 答案：D　解析：治疗风热闭肺型小儿肺炎咳嗽的常用中成药有小儿咳喘灵口服液、清宣止咳颗粒。

63. 答案：A　解析：含有鞣质的中药（如五倍子、石榴皮、大黄等）以及中成药（黄连上清丸、牛黄解毒片等）不宜与四环素类、红霉素等药物同服，因其会在胃肠道中结合，产生沉淀，降低其生物利用度。

64. 答案：E　解析：妊娠禁用药多是大毒的药、引产堕胎药、破血消癥药、峻下逐水药，如砒霜、雄黄、轻粉、斑蝥、蟾酥、麝香、马钱子、乌头、附子、土鳖虫、水蛭、虻虫、三棱、莪术、商陆、甘遂、大戟、芫花、牵牛子、巴豆等。

65. 答案：D　解析：藿香正气水功能解表化湿，理气和中，用于外感风寒，内伤湿滞，或夏伤暑湿所致的感冒，症见头痛昏重、胸膈痞闷、脘腹胀痛、呕吐泄泻。

66. 答案：C　解析：安宫牛黄丸功能清热解毒，镇惊开窍。用于热病邪入心包，症见高热惊厥、神昏谵语、中风昏迷，及脑炎、脑膜炎、中毒性脑病、脑出血、败血症见上述症状者。

67. 答案：E　解析：保和丸功能消食，导滞，和胃。用于食积停滞，症见脘腹胀满、嗳腐吞酸、不欲饮食。

68. 答案：B　解析：杞菊地黄丸功能滋肾养肝。用于肝肾阴亏，症见眩晕耳鸣、羞明畏光、迎风流泪、视物昏花。

69. 答案：D 解析：金匮肾气丸功能温补肾阳，化气行水。用于肾虚水肿，症见腰膝酸软、小便不利、畏寒肢冷。

70. 答案：D 解析：妇科千金片的注意事项：①气滞血瘀证、寒凝血瘀证者不宜用。②糖尿病患者慎用。③饮食宜清淡，忌辛辣厚味之品。④青春期少女、哺乳期妇女应在医师指导下服用。⑤过敏体质者慎用。

71. 答案：C 解析：小儿肺咳颗粒功能健脾益肺，止咳平喘。用于肺脾不足，痰湿内壅所致的咳嗽或痰多稠黄，咳吐不爽，气短，喘促，动辄汗出，食少纳呆，周身乏力，舌红苔黄，及小儿支气管炎见上述症状者。

72. 答案：C 解析：云南白药功能化瘀止血，活血止痛，解毒消肿。可用于跌打损伤，瘀血肿痛，症见吐血、咳血、便血、痔血、崩漏下血、手术出血、疮疡肿毒及软组织挫伤、闭合性骨折、支气管扩张、肺结核咳血、溃疡病出血，以及皮肤感染性疾病。

73. 答案：C 解析：内关穴在前臂前区，腕掌侧远端横纹上2寸，掌长肌腱与桡侧腕屈肌腱之间。

74. 答案：B 解析：拇指揉法以拇指螺纹面着力，其余手指扶持于合适部位，腕关节微屈或伸直，前臂做小幅度摆动，带动拇指在施术部位上做环转运动，频率为每分钟120~160次。

75. 答案：C 解析：针灸治疗腰痛，主穴取阿是穴、大肠俞、委中。寒湿腰痛配腰阳关；瘀血腰痛配膈俞；肾虚腰痛配肾俞。主穴均采用泻法。寒湿证加艾灸；瘀血证加刺络拔罐；肾虚证配穴用毫针补法；肾阳虚证加灸法。

76. 答案：A 解析：刮痧的程度包括刮拭的力量强度和出痧程度。

77. 答案：C 解析：刮痧的原则为先头面后手足，先背腰后胸腹，先上肢后下肢，由上向下，由内向外，单方向刮拭，尽可能拉长距离。头部一般采用梳头法，由前向后；面部一般由正中向两侧，下颌向外上刮拭；颈肩背部正中、两侧由上向下，肩上由内向外，肩前、肩外、肩后由上向下；胸部正中应由上向下，肋间则应由内向外；腹部则应由上向下，逐步由内向外扩展；四肢宜向末梢方向刮拭。

78. 答案：E 解析：留罐法是将罐吸附在体表后，使罐子吸拔留置于施术部位10~15分钟，然后将罐起下。

79. 答案：D 解析：吹敷法是指将一些外用中成药散剂装入硬纸筒中，吹到患处的治疗方法。如用锡类散吹喉治咽喉肿痛；用冰硼散吹敷治口腔糜烂、牙痛龈肿；用红棉散吹耳治耳道流脓。吹敷法为五官科常用的治疗方法。

80. 答案：D 解析：金匮肾气丸由附子、桂枝、牛膝、地黄、山茱萸、山药、茯苓、泽泻、车前子、牡丹皮组成。

81. 答案：C 解析：连翘败毒丸功能清热解毒，消肿止痛。用于热毒蕴结肌肤所致的疮疡，症见局部红肿热痛、未溃破者。

82. 答案：E 解析：湿疮是一种过敏性炎症性皮肤病，相当于西医的湿疹。其特点是皮损对称分布，多形损害，剧烈瘙痒，有渗出倾向，反复发作，易成慢性。急性湿疮以丘疱疹为主，炎症明显，易渗出；慢性湿疮以苔藓样变为主，反复发作。

83. 答案：A 解析：急支糖浆功能清热化痰，宣肺止咳。用于外感风热所致的咳嗽，症见发热、恶寒、胸膈满闷、咳嗽咽痛；急性支气管炎、慢性支气管炎急性发作见上述症状者亦可。

84. 答案：B 解析：调敷法是指将外用散剂或锭剂用适当的液体调成或研成糊状，敷于患处的一种常用的外治法。如用茶水调服如意金黄散，取茶叶解毒消肿之效；醋研紫金锭，取醋干燥止痛之功；黄酒或白酒调敷七厘散、九分散、五虎丹等，取酒活血通经、疗伤止痛之效；花椒油调敷青蛤散，取花椒燥湿止痒之功，也有用香油或蛋清调敷的，则取其润肤的作用。

A2型题

85. 答案：E　解析：应急接种是指在传染病疫情开始或有流行趋势时，为控制传染病疫情蔓延，对目标人群开展的预防接种活动。对潜伏期较长的传染病，如脊髓灰质炎、麻疹、白喉等，可对接触者施行预防接种。

86. 答案：B　解析：麻风疫苗（预防麻疹、风疹的二联疫苗）接种后会出现免疫反应，为正常现象。

87. 答案：C　解析：婴儿从6月龄起，应合理添加其他食物。该女婴目前7月龄，应添加辅食。对轻度贫血患儿家长的合理喂养指导包括：给予含铁丰富且易吸收的食物，如动物肝脏、血及瘦肉；多吃富含维生素C的蔬菜水果，帮助食物中铁的吸收。

88. 答案：B　解析：新生儿胎龄为39周，为足月儿。预防佝偻病的关键在于补充维生素D，于生后数天开始，足月儿每日口服400IU，早产儿每日口服800IU。

89. 答案：E　解析：发现有产后感染、产后出血、子宫复旧不佳、妊娠合并症未恢复者以及妊娠产后抑郁等问题的产妇，应及时转诊至上级医疗卫生机构进一步检查、诊断和治疗，2周内随访转诊结果。该产妇目前体温高，恶露有异味，怀疑感染，应及时转至上级医院。

90. 答案：E　解析：妊娠18~20周，用听诊器在孕妇腹壁能够听到胎心音。胎心音似钟表"嘀嗒"声，正常时每分钟110~160次。

91. 答案：C　解析：孕妇应膳食清淡适口；少食多餐；保证摄入足量富含碳水化合物的食物；多摄入富含叶酸的食物，建议每日补充叶酸0.4mg；戒烟戒酒，培养良好的生活习惯。

92. 答案：B　解析：老年人生活自理能力评分表中，评分≥19分，为不能自理，重度依赖，需一级护理；9~18分为中度依赖，需二级护理；4~8分为轻度依赖。

93. 答案：C　解析：高血压的高危人群主要包括：①收缩压130~139mmHg和（或）舒张压85~89mmHg。②肥胖（或）腹型肥胖，腰围男≥90cm，女≥85cm。③长期高盐膳食。④长期过量饮酒，平均每日饮白酒≥100mL（2两），白酒与其他类型酒的折算方法：白酒1两相当于葡萄酒4两，黄酒半斤，啤酒1瓶，果酒4两。⑤年龄≥55岁。⑥高血压家族史（一、二级亲属）。

94. 答案：D　解析：对第一次出现空腹血糖控制不满意（空腹血糖值≥7.0mmol/L）或药物不良反应的患者，结合其服药依从情况进行指导，必要时增加现有药物剂量、更换或增加不同类型的降糖药物，2周内随访。

95. 答案：A　解析：患者不同日3次测量血压，均高于正常值，可诊断为高血压病，故可纳入高血压健康管理。糖尿病的诊断标准为：糖尿病症状加任意时间血浆葡萄糖≥11.1mmol/L，或空腹血糖≥7.0mmol/L，或口服葡萄糖耐量餐后2小时血糖≥11.1mmol/L。需重复一次确认，诊断才能成立，故不纳入糖尿病健康管理。

96. 答案：A　解析：严重精神障碍患者的分类如下：病情稳定患者，即危险性为0级，继续执行上级医院制定的治疗方案，每3个月随访1次，所以一年至少随访4次。

97. 答案：A　解析：患者已纳入严重精神障碍患者健康管理2年，每年应对患者进行健康检查，包括：检查（一般体格检查、测血压、量体重、心电图）、抽血化验

（血常规、转氨酶和血糖），如患者病情有需要，应增加相应的检查项目（如尿常规、B超等）。

98. 答案：B 解析：气郁质的总体特征为气机郁滞，以形体瘦者居多，平素忧郁面貌，神情多烦闷不乐，有孤独感，喜叹息，舌淡红，苔薄白，脉弦，易患不寐、脏躁、梅核气、百合病及郁证等。

99. 答案：E 解析：阴虚质的总体特征为阴液亏少，主要表现为面色潮红，有烘热感，手足心热，目干涩，视物花，鼻微干，唇红微干，平素易口燥咽干，口渴喜冷饮，眩晕耳鸣，睡眠差，小便短涩，大便干燥等虚热表现。易患疲劳、失精、不寐等，感邪易从热化。

100. 答案：A 解析：在儿童6~12月龄时，向家长传授摩腹和捏脊的方法；在18~24月龄时，向家长传授按揉迎香、足三里穴的方法；在30~36月龄时，向家长传授按揉四神聪穴的方法。

101. 答案：E 解析：发现组织村民卖血属于非法采供血行为，需及时向卫生监督执法机构报告。

102. 答案：A 解析：该患者体弱畏寒，喜暖，小便清长，大便稀溏，面色白，舌淡，属于寒证。迟脉多见于寒证，有力为实寒，无力为虚寒；亦见于邪热结聚之实热证。

103. 答案：A 解析：表证指六淫、疫疠等邪气，经皮毛、口鼻侵入机体的初期阶段，正气抗邪于肤表浅层，以新起恶寒发热为主要表现的轻浅证候。临床表现为新起恶风寒，或恶寒发热，头身疼痛，喷嚏，鼻塞，流涕，咽喉痒痛，微有咳嗽、气喘，舌淡红，苔薄，脉浮。

104. 答案：C 解析：寒滞肝脉证的临床表现为少腹冷痛，阴部坠胀作痛，或阴器收缩引痛，或颠顶冷痛，得温则减，遇寒痛增，恶寒肢冷，舌淡，苔白润，脉沉紧或弦紧。

105. 答案：A 解析：舌体瘦薄而色淡者，多是气血两虚。

106. 答案：D 解析：瘀阻心脉证以刺痛为特点，伴见舌暗，或有青紫色斑点，脉细涩或结或代。

107. 答案：D 解析：心阴虚的临床表现是心烦，心悸，失眠，多梦，口燥咽干，形体消瘦，或见手足心热，潮热盗汗，两颧潮红，舌红少苔乏津，脉细数。

108. 答案：B 解析：小儿化食丸适用于伤食泄泻，主症见脘腹胀满，泻后痛减，粪便酸臭，嗳气腐浊，不思饮食，夜卧不安，苔微黄。

109. 答案：A 解析：肝阳上亢证的临床表现为眩晕耳鸣，头目胀痛，面红目赤，急躁易怒，失眠多梦，头重脚轻，腰膝酸软，舌红少津，脉弦有力或弦细数。

110. 答案：E 解析：寒湿困脾指寒湿内盛，困阻脾阳，脾失温运，以纳呆、腹胀、便溏、身重等为主要表现的寒湿证候。临床表现为脘腹胀闷，口腻纳呆，泛恶欲呕，口淡不渴，腹痛便溏，头身困重，或小便短少，肢体肿胀，或身目发黄，面色晦暗不泽，或妇女白带量多，舌体淡胖，舌苔白滑或白腻，脉濡缓或沉细。

111. 答案：C 解析：胆郁痰扰证的临床表现为胆怯易惊，惊悸不宁，失眠多梦，烦躁不安，胸胁胀闷，善太息，头晕目眩，口苦呕恶，舌淡红或红，苔白腻或黄滑，脉弦缓或弦数。

112. 答案：A 解析：香砂养胃丸功能温中和胃。用于胃阳不足，湿阻气滞所致的胃痛、痞满，症见胃痛隐隐、脘闷不舒、呕吐酸水、嘈杂不适、不思饮食、四肢倦怠。

113. 答案：B 解析：脾气虚的临床表现为不欲食，纳少，脘腹胀满，食后胀甚，或饥时饱胀，大便溏稀，肢体倦怠，少气懒言，形体消瘦，或肥胖水肿，面色淡黄或萎黄，舌淡苔白，脉缓或弱。

114. 答案：C 解析：肠热腑实证的临床表现为高热或日晡潮热，汗多，口渴，脐腹胀满硬痛、拒按，大便秘结或热结旁流，大便恶臭，小便短黄，甚则神昏谵语、狂乱，舌质红，苔黄厚而燥或焦黑起刺，脉沉数或迟有力。

115. 答案：A 解析：痰蒙心神的临床表现为神志痴呆，意识模糊，甚则昏不知人；或神情抑郁，表情淡漠，喃喃独语，举止失常；或突然昏仆，不省人事，口吐涎沫，喉有痰声，并见面色晦滞，胸闷，呕恶，舌苔白腻，脉滑等。

116. 答案：B 解析：肠道湿热证的临床表现为身热口渴，腹痛腹胀，下痢脓血，里急后重，或暴泻如水，或腹泻不爽，粪质黄稠臭秽，肛门灼热，小便短黄，舌质红，苔黄腻，脉滑数。

117. 答案：A 解析：患者失眠多梦，甚至彻夜不眠，急躁易怒，伴头晕耳鸣、便秘，舌红苔黄，脉弦数，属于肝火扰心型不寐，适用的中成药有龙胆泻肝丸。

118. 答案：A 解析：患者头痛头胀，两侧为重，心烦易怒，口苦面红，舌红苔黄，脉弦数，属于肝阳头痛，适用的中成药有天麻钩藤颗粒。

119. 答案：B 解析：患者胁肋隐痛，遇劳加重，口干咽燥，心中烦热，头晕目眩，舌红少苔，脉弦细数，属于肝络失养型胁痛，适用的中成药有六味地黄丸。

120. 答案：D 解析：患者感寒后腹泻2天，便质清稀，脘闷食少，恶寒发热，舌红苔薄白，脉浮，属于寒湿内盛型泄泻，适用的中成药有藿香正气水。

121. 答案：B 解析：患者腰部隐痛，且酸软无力，可推断为肾虚腰痛。肾虚腰痛又分偏肾阳虚腰痛及偏肾阴虚腰痛。偏肾阳虚者，可伴少腹拘急，面色㿠白，手足不

温，少气乏力，舌淡，脉沉细；偏肾阴虚者，则心烦失眠，口燥咽干，面色潮红，手足心热，舌红少苔，脉细数。

122. 答案：C 解析：患者经量时多时少，色暗，伴乳房胀痛、脘闷不舒、嗳气食少，均为肝郁表现；舌脉亦为肝郁气滞表现，故治法应以疏肝理气调经为主。

123. 答案：C 解析：脾阳虚证的临床表现为食少，腹胀，腹痛绵绵，喜温喜按，畏寒怕冷，四肢不温，面白少华或虚浮，口淡不渴，大便稀溏，甚至完谷不化，或肢体水肿，小便短小，或白带清稀量多，舌质淡胖或有齿痕，舌苔白滑，脉沉迟无力。

124. 答案：A 解析：小儿风寒泄泻的主要症状为大便清稀，夹有泡沫，臭气不甚，肠鸣腹痛，或伴恶寒发热，鼻流清涕，咳嗽咽痒，舌质淡，苔薄白，脉浮紧或指纹淡红。

125. 答案：C 解析：对疖脓成者宜切开排脓，掺九一丹、太乙膏盖贴；深者可用药线引流。脓尽用生肌散掺白玉膏收口。

126. 答案：D 解析：服用护肝片降转氨酶时，一般疗程为1个月，在血清谷丙转氨酶（ALT）指标下降时，应注意血清谷草转氨酶（AST）是否下降，并全面观察肝功能及相应体征是否好转，以免延误病情。如果肝功能全面好转，需停用本药品时，应递减剂量，不宜骤停，以免ALT反跳。

127. 答案：E 解析：明目地黄丸功能滋肾，养肝，明目。用于肝肾阴虚，症见目涩畏光、视物模糊、迎风流泪。

128. 答案：B 解析：患者有中风史，现左侧肢体痿软无力，面色萎黄，舌淡暗，苔薄白，脉细涩，属于中风恢复期的气虚血瘀证，适用的中成药有华佗再造丸、脑安胶囊。

129. 答案：A 解析：患者长期居住环境潮湿，又伴有肌肉酸楚、重着，可推断该

患者为着痹（湿痹）；舌淡苔白腻、脉濡缓，均为湿邪之象。治宜除湿通络，祛风散寒。

A3型题

130. 答案：B　解析：流行性乙型脑炎经蚊虫叮咬传播。

131. 答案：B　解析：流行性乙型脑炎经蚊虫叮咬传播，所以为防止传播，应灭蚊、防蚊。

132. 答案：C　解析：乙脑减毒活疫苗或乙脑灭活疫苗的接种时间是8月龄、2岁。

133. 答案：C　解析：老年人生活自理能力评估，65岁及以上老年人须填写此项。"查体"栏中"足背动脉搏动"，糖尿病患者必须填写。

134. 答案：E　解析：BMI＝体重（kg）/身高的平方（m²）。BMI≤18.4kg/m²为偏瘦；18.5～23.9kg/m²为正常；24～27.9kg/m²为偏胖；28.0～31.9kg/m²为肥胖；＞32kg/m²为重度肥胖。该患者的BMI为25.95kg/m²，所以为偏胖。

135. 答案：A　解析：改变不良行为和生活方式属于第一级预防。

136. 答案：E　解析：第三级预防又称发病后期预防，指在疾病的"临床期"针对患者采取积极的对症治疗和康复治疗措施，及时有效地防止病情恶化，预防并发症和残疾。

137. 答案：C　解析：食物中毒的发病特点：①发病潜伏期短，来势急剧，短时间内可能有多数人发病，发病曲线呈突然上升趋势。②发病与食物有关，患者有食用同一污染食物史，流行波及范围与污染食物供应范围相一致，停止污染食物供应后，流行即告终止。③中毒患者临床表现基本相似，以恶心、呕吐、腹痛、腹泻等消化道症状为主。④中毒患者对健康人不具有传染性，人与人之间不直接传染。

138. 答案：E　解析：对患者采取的紧急处理：①立即停止食用中毒或可疑中毒食品；②组织有关医疗机构紧急救治患者；③采取患者吐泻物、血液、尿液等标本备检。

对中毒食品的控制处理：①保护现场，立即封存中毒或可疑中毒食品；②采集中毒或可疑中毒食品备检；③调查被污染食物流向，向受影响地区的卫生行政部门或相关部门通报，采取相应的控制和预防措施；④对中毒食品进行无害化处理或销毁。

139. 答案：D　解析：气滞血瘀型痛经的主要症状是经前或经期小腹胀痛拒按，经血量少，行而不畅，血色紫暗有块，块下痛减，乳房胀痛，胸闷不舒，舌质紫暗或有瘀点，脉弦。

140. 答案：D　解析：气滞血瘀型痛经的常用中成药是血府逐瘀胶囊。

141. 答案：E　解析：适宜痛经的治疗技术有推拿法、留罐法、灸法、刮痧法、穴位贴敷法等。

142. 答案：D　解析：流行性感冒的典型临床症状是急起高热，全身疼痛，显著乏力，轻度呼吸道症状。

143. 答案：D　解析：连花清瘟胶囊功能清瘟解毒，宣肺泄热。用于治疗流行性感冒属热毒袭肺证，症见发热或高热，恶寒，肌肉酸痛，鼻塞流涕，咳嗽，头痛，咽干痛，舌偏红，苔黄或黄腻等。

144. 答案：C　解析：针灸治疗面瘫，以局部腧穴和手、足阳明经穴为主。

145. 答案：E　解析：针灸治疗面瘫鼻唇沟变浅，配迎香。

146. 答案：C　解析：针灸治疗面瘫，在恢复期可加灸法。

147. 答案：C　解析：手少阳经证以肩外侧疼痛为主，肩外展时疼痛加剧；手太阳经证以肩后侧疼痛为主，肩内收时疼痛加剧；手阳明经证以肩前区疼痛为主，肩内收时疼痛加剧；手太阴经证以肩前近腋窝部疼痛为主，且压痛明显。

148. 答案：C 解析：针灸治疗漏肩风手少阳经证，应选取的配穴是外关。

149. 答案：B 解析：患者属于血虚发热，治法宜选用益气养血。

150. 答案：A 解析：治疗血虚发热宜选用的中成药是归脾丸。

乡村全科执业助理医师资格考试考前冲刺密卷（三）

第一单元

A1型题

1. 答案：C 解析：医学模式在历史上经历了神灵主义医学模式、自然哲学医学模式、机械论医学模式、生物医学模式和生物-心理-社会医学模式五种医学模式。找巫医驱邪治病属于神灵主义模式。

2. 答案：C 解析：心理咨询的主要手段包括宣泄、领悟、强化自我控制、增强自信心。

3. 答案：E 解析：心理治疗的原则包括保密原则、真诚原则、"中立"原则、回避原则。

4. 答案：C 解析：中医学的道德传统包括：①对待患者——至亲之想：医生应从患者的痛苦出发，把患者当作亲人来对待。②治学态度——至精至微：中国古代医家注重道德的一个重要特征是精于医术。③服务态度——一心赴救：中国古代医家把及时地抢救患者作为自己的天职。④医疗作风——端正纯良：中国古代医家十分重视医生的作风和仪表。医生要"正己正物"。"正己"指精通医理，严肃医风；"正物"指诊断正确，用药恰当。⑤对待同道——谦和谨慎：谦和谨慎是古代医家处理同道关系的道德原则。

5. 答案：A 解析："博极医源，精勤不倦"出自孙思邈的《大医精诚》，省疾问病，要"至意深心，详察形候，纤毫勿失，处判汤药，无得参差"，反映了至精至微的治学态度。

6. 答案：E 解析：不伤害原则是指在诊疗、护理过程中不使患者的躯体、精神、经济等方面受到伤害，杜绝有意伤害和责任伤害。

7. 答案：B 解析：乡村医生在执业活动中享有下列权利：①进行一般医学处置，出具相应的医学证明。②参与医学经验交流，参加专业学术团体。③参加业务培训和教育。④在执业活动中，人格尊严、人身安全不受侵犯。⑤获取报酬。⑥对当地的预防、保健、医疗工作和卫生行政主管部门的工作提出意见和建议。

8. 答案：C 解析：《处方管理办法》规定处方开具当日有效，特殊情况下需延长有效期的，由开具处方的医师注明有效期限，但有效期最长不得超过3天。

9. 答案：B 解析：医师出现下列情形之一的，处方权由其所在医疗机构予以取消：①被责令暂停执业。②离岗培训期间考核不合格。③被注销、吊销执业证书。④不按照规定开具处方，造成严重后果的。⑤不按照规定使用药品，造成严重后果的。⑥因开具处方牟取私利。

10. 答案：E 解析：预防接种异常反应，是指合格疫苗在实施规范接种过程中或者实施规范接种后造成机体组织、器官功能损害，相关各方均无过错的药品不良反应。以下情形不属于预防接种异常反应：①因疫苗本身特性引起的接种后一般反应。②因疫苗质量不合格给受种者造成的损害。③因接种单位违反预防接种工作规范、免疫程序、疫苗使用指导原则、接种方案给受种者造成的损害。④受种者在接种时正处于某种疾病的潜伏期或者前驱期，接种后偶合发病。⑤

受种者有疫苗说明书规定的接种禁忌,在接种前受种者或者其监护人未如实提供受种者的健康状况和接种禁忌等情况,接种后受种者原有疾病急性复发或者病情加重。⑥因心理因素发生的个体或者群体的心因性反应。

11. 答案:D 解析:为了保障母亲和婴儿的健康,提高出生人口素质,第八届全国人大常委会第十次会议通过了《中华人民共和国母婴保健法》,自1995年6月1日起施行。

12. 答案:C 解析:医院感染,是指住院患者在医院内获得的感染,包括在住院期间发生的感染和在医院内获得出院后发生的感染,但不包括入院前已开始或者入院时已处于潜伏期的感染。医院工作人员在医院内获得的感染也属医院感染。

13. 答案:E 解析:《侵权责任法》规定,医务人员在诊疗活动中应当向患者说明病情和医疗措施。需要实施手术、特殊检查、特殊治疗的,医务人员应当及时向患者说明医疗风险、替代医疗方案等情况,并取得其书面同意。医务人员在诊疗活动中未尽到与当时的医疗水平相应的诊疗义务。医疗机构及其医务人员应当对患者的隐私保密。泄露患者隐私或者未经患者同意公开其病历资料,医务人员未尽到前述义务,造成患者损害的,医疗机构应当承担赔偿责任。但因下列情形之一的,患者有损害,医疗机构不承担赔偿责任:①患者或者其近亲属不配合医疗机构进行符合诊疗规范的诊疗;②医务人员在抢救生命垂危的患者等紧急情况下已经尽到合理诊疗义务;③限于当时的医疗水平难以诊疗。

14. 答案:E 解析:《医疗事故处理条例》规定,患者死亡,医患双方当事人不能确定死因或者对死因有异议的,应当在患者死亡后48小时内进行尸检;具备尸体冻存条件的,可以延长至7日。尸检应当经死者近亲属同意并签字。

15. 答案:D 解析:医疗机构必须将"医疗机构执业许可证"、诊疗科目、诊疗时间和收费标准悬挂于明显处所。

16. 答案:B 解析:医疗机构必须按照核准登记的诊疗科目开展诊疗活动。医疗机构不得使用非卫生技术人员从事医疗卫生技术工作。医疗机构应当加强对医务人员的医德教育。未经医师(士)亲自诊查患者,医疗机构不得出具疾病诊断书、健康证明书或者死亡证明书等证明文件。未经医师(士)、助产人员亲自接产,医疗机构不得出具出生证明书或者死产报告书。医疗机构施行手术、特殊检查或者特殊治疗时,必须征得患者同意,并应当取得其家属或者关系人同意并签字。无法取得患者意见时,应当取得家属或者关系人同意并签字。无法取得患者意见又无家属或者关系人在场,或者遇到其他特殊情况时,经治医师应当提出医疗处置方案,在取得医疗机构负责人或者被授权负责人员的批准后实施。

17. 答案:B 解析:医疗卫生机构应当建立医疗废物的暂时贮存设施、设备,不得露天存放医疗废物。医疗废物暂时贮存的时间不得超过2天。

18. 答案:E 解析:第一级预防又称病因(发病前期)预防,是积极预防疾病的根本措施,包括个体预防和社区预防。第二级预防又称"三早"预防或临床前期预防,即在疾病的临床前期做好早期发现、早期诊断、早期治疗("三早"),为防止或者减缓疾病发展而采取的措施。第三级预防又称疾病后期预防,针对发病后期采取积极的对症治疗和康复治疗措施,及时有效地防止病情恶化,预防并发症和残疾。

19. 答案:E 解析:运动养生是指运用传统的体育运动方式进行锻炼,以达到健身、防病的养生方法,如太极拳、八段锦、五禽戏等。

20. 答案:E 解析:统计设计、收集资料、整理资料和分析资料是统计工作的4个基本步骤。

21. 答案：A 解析：患病率是指某观察期间内总人口中现患某病所占的比例。患病率＝观察期间一定人群中现患某病的新旧病例数÷同期的平均人口数。所以分子为新旧病例数。

22. 答案：A 解析：疾病的三间分布是指时间分布、地区分布、人群分布。

23. 答案：A 解析：疾病在一定季节内发病频率升高的现象，称为季节性，例如肠道传染病多发于夏秋季。

24. 答案：E 解析：健康的"四大基石"是合理膳食、适量运动、戒烟限酒、心理平衡。

25. 答案：D 解析：健康的决定因素包括行为与生活方式因素、环境因素、生物因素和卫生服务因素。环境包括自然环境和社会环境。社会环境又称文化－社会环境，包括工作环境、家庭环境和人际关系等，所以一个人的家庭环境属于文化－社会环境因素。

26. 答案：E 解析：高血压的生活指导包括控制体重、合理膳食、戒烟限酒。药物不能根治高血压，只能控制血压，因此要求患者终身服用药物，切忌忽停忽用，特别是中度以上患者，即使症状暂时缓解也不能停止使用药物。适量的锻炼应该是有规律、中等强度的有氧耐力运动，非无氧运动。

27. 答案：E 解析：糖尿病的危险因素包括：①遗传因素：不管是1型还是2型糖尿病，其遗传因素的作用均很肯定。父母皆患糖尿病的子女，其发病率在50%以上。②病毒感染与自身感染：病毒感染后糖尿病的患病率增加。③肥胖：2型糖尿病的主要易患因素之一。④饮食与体力活动：长期进食高热量、低纤维的食物，同时体力活动过少能导致肥胖，促进糖尿病的发生。

28. 答案：B 解析：保健食品不能代替药品。

29. 答案：A 解析：村卫生室和社区卫生服务站应每2个月至少举办1次健康知识讲座。

30. 答案：A 解析：自然因素包括气候因素和地理因素，所以A为自然因素；社会因素包括社会制度及人类的一切活动，BCDE为社会因素。

31. 答案：B 解析：《国家突发公共卫生事件应急预案》规定，根据突发公共卫生事件性质、危害程度、涉及范围，将突发公共卫生事件划分为特别重大（Ⅰ级）、重大（Ⅱ级）、较大（Ⅲ级）和一般（Ⅳ级）四级。

32. 答案：D 解析：梅毒属于乙类传染病。

33. 答案：B 解析：人感染高致病性禽流感为乙类传染病。目前，乙类按甲类管理的传染病为传染性非典型肺炎和肺炭疽。

34. 答案：D 解析：疟疾属于寄生虫性疾病。

35. 答案：E 解析：艾滋病、乙型和丙型病毒性肝炎、疟疾携带者严禁做献血员。

36. 答案：C 解析：弛张热是指体温常在39℃以上，24小时内波动达2℃以上，但最低体温仍高于正常水平，见于败血症、风湿热、重症肺结核和化脓性炎症等。A为间歇热；BE为稽留热；D为回归热。

37. 答案：B 解析：心源性水肿主要是右心功能衰竭的表现，常伴随的体征有心脏增大、心脏杂音、肝大、颈静脉怒张、肝－颈静脉回流征阳性、静脉压升高等。

38. 答案：C 解析：肢体发绀伴同侧肢体肿胀常见于深静脉血栓形成。

39. 答案：E 解析：清水样痰伴有"粉皮"样囊壁是肺包虫病临床诊断的重要依据。

40. 答案：A 解析：心源性呼吸困难的三种表现形式为劳力性呼吸困难、端坐呼吸、夜间阵发性呼吸困难。

41. 答案：D　解析：眩晕的常见病因有梅尼埃病、迷路炎、药物中毒、晕动病、椎-基底动脉供血不足。血管舒缩障碍常引起晕厥。

42. 答案：B　解析：意识障碍的临床表现有嗜睡、意识模糊、昏睡、昏迷、谵妄。

43. 答案：B　解析：慢性阻塞性肺疾病（COPD）体征：①视诊：胸廓前后径增大，肋间隙增宽，桶状胸，部分患者呼吸变浅，频率增快。②触诊：双侧触觉语颤减弱。③叩诊：肺部呈过清音；心脏相对浊音界缩小；肺下界和肝浊音界下降。④听诊：双肺呼吸音减弱，呼气相延长；部分患者可闻及干、湿啰音。

44. 答案：C　解析：急性气管-支气管炎的鼻部症状不明显。

45. 答案：B　解析：类风湿关节炎关节疼痛的轻重通常与其肿胀的程度相平行，关节肿胀愈明显，疼痛愈重，甚至剧烈疼痛。

46. 答案：E　解析：赤白脓血便为痢疾的症状。小儿腹泻多为胃肠道症状和电解质紊乱症状。

47. 答案：B　解析：有感染灶时用青霉素10~14天。

48. 答案：C　解析：病理性黄疸的特点为出现早、发展快、程度重、消退迟、伴随各种临床症状。

49. 答案：C　解析：早产儿≤257μmol/L（15mg/dL），为生理性黄疸。

50. 答案：E　解析：麻疹皮疹消退后皮肤可见糠麸样脱屑并留棕褐色色素沉着。

51. 答案：E　解析：水痘是由水痘-带状疱疹病毒引起的一种传染性极强的发疹性疾病。

52. 答案：E　解析：猩红热的典型舌象为草莓舌。

53. 答案：A　解析：手足口病（HFMD）是由肠道病毒引起的传染病，好发于5岁及以下儿童，尤以3岁及以下儿童发病率最高。患者和隐性感染者均为传染源，通常以发病后1周内传染性最强，可经胃肠道（粪-口途径）传播，也可经呼吸道（飞沫、咳嗽、打喷嚏等）、接触患者口鼻分泌物、皮肤或黏膜疱疹液及被污染的手和物品等传播。

54. 答案：B　解析：抗-HBs是感染HBV后产生的唯一保护性抗体。

55. 答案：D　解析：抗-HCV是HCV感染的标志（包括既往感染和现症感染）。

56. 答案：E　解析：ABC虽是流行性脑脊髓膜炎临床上可能出现的典型症状，却不能作为诊断的可靠依据。流行性脑脊髓膜炎的主要确诊依据是脑脊液细菌培养阳性以及流脑特异性血清免疫检测阳性。流脑虽可能出现脑脊液呈化脓性改变，但D选项所说的"符合化脓性脑膜炎改变"有误。

57. 答案：A　解析：狂犬病的典型临床表现分为三期，即前驱期、兴奋期、麻痹期。

58. 答案：D　解析：引起艾滋病（AIDS）的病原体是人类免疫缺陷病毒（HIV）。HIV是反转录病毒科免疫缺陷病毒属，为RNA病毒。HIV有两个抗原型（HIV-Ⅰ和HIV-Ⅱ）。HIV主要感染CD_4^+T细胞。

59. 答案：E　解析：尖锐湿疣是由人乳头瘤病毒（HPV）感染引起的疣状增生性性传播疾病，主要发生在生殖器、会阴及肛门等部位。

60. 答案：A　解析：膜分泌物是各种急性结膜炎共有的体征。分泌物的性质可为脓性、黏液脓性或浆液性、水样等。淋球菌和脑膜炎球菌感染最常引起脓性分泌物，其他致病菌一般引起黏液脓性分泌物；过敏性结膜炎的分泌物一般呈黏稠丝状；病毒性结膜炎的分泌物呈水样或浆液性。

61. 答案：E　解析：头癣分为黄癣、白癣、黑点癣、脓癣4种类型。

62. 答案：A　解析：急性乳腺炎是指

乳腺的急性化脓性感染，其中98%发生在哺乳期；80%以上为初产妇，发病多在产后哺乳期的3~4周内。

63. 答案：B　解析：抽搐伴苦笑面容见于破伤风。

64. 答案：E　解析：宫颈上皮内病变和宫颈癌的确诊最终都要依据宫颈的活体组织病理检查。

65. 答案：E　解析：合理用药原则：能不用就不用，能少用就不多用，能口服不肌注，能肌注不输液。其中保健食品不能替代药品。

66. 答案：D　解析：美国FDA于1979年，根据动物实验和总结临床实践经验，对影响胎儿的药物分为A、B、C、D、X五类。现已为WHO及多数国家的药政部门认可并参照使用。D级为有对胎儿危害性的明确证据，尽管有危害性，但孕妇用药后有绝对的好处或妊娠妇女的生命受到死亡的威胁时可以用药，如地西泮、丙戊酸、胺碘酮等。

67. 答案：B　解析：胺碘酮可减慢美托洛尔的代谢，有导致心动过缓的风险。

68. 答案：C　解析：溶血性休克临床常见于输血时，分血型不合导致的血管内溶血和血液成分改变导致的血管外溶血两种。

69. 答案：A　解析：胸外按压与人工呼吸的比例为30∶2，避免过度通气。

70. 答案：E　解析：有机磷中毒的毒蕈碱样症状表现为平滑肌痉挛和腺体分泌增加，有恶心、呕吐、腹痛、腹泻、多汗、流涎、尿频、大小便失禁、心跳减慢、瞳孔缩小、呼吸困难、支气管分泌物增多，严重者可出现肺水肿。

71. 答案：D　解析：一氧化碳中毒的治疗原则为迅速将患者搬离中毒现场，积极纠正缺氧，防止脑水肿，促进脑细胞恢复，对症治疗。

72. 答案：B　解析：脑震荡的临床表现：①意识障碍：伤后立即昏迷，一般不超过半小时，表现为神志恍惚或意识完全丧失。②逆行性遗忘：清醒后不能回忆受伤当时乃至伤前一段时间内的情况。③伤后短时间内表现为面色苍白、出汗、血压下降、心动徐缓、呼吸浅慢、肌张力降低、各种生理反射迟钝或消失，此后有头痛、头昏、恶心、呕吐等。这些症状常在数日内好转或消失，部分患者症状延续较长。④神经系统检查一般无阳性体征；脑脊液压力正常或偏低，其成分化验正常。

73. 答案：E　解析：Ⅰ度冻伤：伤及皮肤表层。局部轻度肿胀，红斑损害，稍有麻木痒痛。1周后脱屑愈合。

A2型题

74. 答案：C　解析：系统脱敏法，可用于治疗患者对特定事件、人、物体或泛化对象的恐惧和焦虑。

75. 答案：A　解析：回避原则是指心理治疗中往往要涉及个人的隐私，交谈是十分深入的，因此不宜在熟人之间做此项工作。亲人与熟人均应在治疗中回避。

76. 答案：C　解析：倾听是咨询师获取和理解来访者所表达信息的过程，是心理咨询的基本技术，也是建立良好咨访关系的基本要求。咨询师通过言语和非言语的方式对来访者的倾诉做出反应，比如"嗯""是的""真有意思"，必要时点头、微笑，都属于倾听技术。

77. 答案：A　解析：知情同意是尊重患者自主性的具体体现，是指在临床过程中，医务人员为患者做出诊断和治疗方案后，应当向患者提供诊疗方案的性质、作用、依据、损伤、风险以及不可预测的意外等情况，使患者或其家属经过深思熟虑自主地做出选择，并以相应的方式表达其接受或者拒绝此种诊疗方案的意愿和承诺。

78. 答案：A　解析：病史采集的伦理要求是举止端庄、态度热情，这样可以使患者产生信赖感和亲切感。相反，医生的衣冠不整、举止轻浮、态度傲慢，患者会容易产生不安全感或心理压抑情绪，因此不愿意畅所欲言。

79. 答案：A 解析：医生应严格用药，避免滥用，能够服药解决的疾病问题，尽量不要打针；能够打针治疗的疾病，尽量不要静脉输液，特别要避免抗生素滥用的问题。

80. 答案：D 解析：《母婴保健法》规定，医疗保健机构依照规定开展婚前医学检查、遗传病诊断、产前诊断以及施行结扎手术和终止妊娠手术的，必须符合国务院卫生行政部门规定的条件和技术标准，并经县级以上地方人民政府卫生行政部门许可。

81. 答案：B 解析：医疗机构应当对出现超常处方3次以上且无正当理由的医师提出警告，限制其处方权；限制处方权后，仍连续2次以上出现超常处方且无正当理由的，取消其处方权。

82. 答案：A 解析：有下列情形之一的药品，按假药论处：①国务院药品监督管理部门规定禁止使用的；②依照本法必须批准而未经批准生产、进口，或者依照本法必须检验而未经检验即销售的；③变质的；④被污染的；⑤使用依照本法必须取得批准文号而未取得批准文号的原料药生产的；⑥所标明的适应证或者功能主治超出规定范围的。

83. 答案：C 解析：第三级预防又称发病后期预防，指在疾病的"临床期"针对患者采取积极的对症治疗和康复治疗措施，及时有效地防止病情恶化，预防并发症和残疾。

84. 答案：A 解析：孕期中医保健主要包括情志调摄、饮食调养、起居有常、用药指导和健康检查五个方面。

85. 答案：E 解析：产后宜服用易消化、富营养的饮食，适当饮用补血、祛瘀、下乳的药膳；多吃流质食物，促进乳汁分泌。产妇忌食刺激性食品；忌辛辣或肥甘厚味，免伤脾胃；勿滥用补品；脾胃虚弱者可服山药扁豆粳米粥。

86. 答案：A 解析：产后乳汁充足与否、质量如何，与脾胃盛衰及饮食营养密切相关。乳母应加强饮食营养，增进食欲，多喝汤水，以保证乳汁的质量和分泌量。忌食刺激性食品，勿滥用补品。如乳汁不足，可多喝鱼汤、鸡汤、猪蹄汤等。

87. 答案：E 解析：流行指某地区某病在某时间的发病率显著超过历年该病的散发发病率水平。

88. 答案：C 解析：促进健康行为包括基本健康行为、戒除不良嗜好、预警行为、避开环境危害行为、合理利用卫生服务。合理利用卫生服务包括求医行为和遵医行为。患病后就诊属于求医行为。

89. 答案：D 解析：健康教育方式包括：①讲座。②小组讨论。③同伴教育：就是以同伴关系为基础开展的信息交流和分享。由于村民普遍文化水平低，因此不适用。④演示/示范。⑤门诊个体健康教育：是指医务人员在门诊诊治患者的同时，针对就诊者个体的具体情况开展的健康教育。⑥入户健康教育：是指卫生服务机构医务人员主动入户开展的针对个体的健康教育，主要对象是新生儿、产妇、儿童及看护人、老年人、重症护理患者、残疾人等重点人群。⑦电话和网络咨询：对于路途远、身体不方便前来当面咨询的人群来说更方便。

90. 答案：E 解析：不良嗜好指的是对健康有危害的个人偏好，如吸烟、酗酒与滥用药品等。戒烟、戒毒、戒酒、戒除滥用药品、戒除网络成瘾等属于戒除不良嗜好行为。

91. 答案：C 解析：左侧腰周出现绿豆大水疱，簇集成群，累累如串珠，排列成带状，考虑为带状疱疹。

92. 答案：A 解析：患者12岁时因接

受庆大霉素治疗后出现双耳耳聋，所以属于药物性聋。突发性聋是指突然发生的原因不明的感音神经性耳聋，多在72小时内听力急剧下降，多单耳发病。遗传性聋是指基因或染色体异常等造成听觉器官发育缺陷而导致的耳聋。功能性聋属非器质性聋，常由精神心理受创伤引起，表现为单侧或双侧听力突然严重丧失，无耳鸣和眩晕。分类中没有感染性聋。

93. 答案：E 解析：患者阵发刺激性干咳，无其他呼吸道症状，服用抗生素和止咳药无效，因此不考虑为呼吸道感染导致的干性咳嗽。卡托普利也可以导致刺激性干咳，因此需要更换降压药。

94. 答案：C 解析：育龄期妇女，停经6周，首选考虑妊娠，查体可见子宫如孕6周大小；双附件区无异常，可除外异位妊娠；阴道少量流血，偶有隐痛，子宫大小与停经时间相符，诊断为先兆流产。

95. 答案：E 解析：患者有持重劳动，疼痛呈放射痛，活动后加重，休息后可减轻，右侧直腿抬高试验（+），考虑为腰椎间盘突出症；S_1神经根受累表现为右跟腱反射减弱。腰肌劳损疼痛区有固定压痛点。腰椎结核疼痛局限于病变部位。腰椎管狭窄症主要表现为间歇性跛行，活动时可以缓解。

96. 答案：D 解析：患者因为节食出现全身乏力、心慌、恶心、出汗、晕厥，考虑为低血糖。体位性低血压表现为体位骤变时出现晕厥。阿-斯综合征为心源性晕厥，而患者为青年女性，且既往体健。单纯性晕厥指血管迷走性晕厥，常有明显诱因，如情绪紧张及恐惧等。重度贫血表现为血氧低下，在用力时晕厥。

97. 答案：A 解析：本病例心肺听诊无异常，排除支气管炎、支气管哮喘。题目中未提及过敏原接触史，排除急性过敏性鼻炎；流感的全身中毒症状较重，可有发热、咳嗽、咽痛、全身酸痛等症状，而本病例的症状较轻，考虑普通感冒。

98. 答案：A 解析：心功能分期共有A、B、C、D四期。A期主要是有发生心力衰竭的高危因素，如高血压、冠心病等，但尚无器质性病变。B期是有心脏器质性病变，如左心室肥厚、左心室扩大等，但无心力衰竭症状。C期为曾经出现或反复出现与心脏器质性病变相关的心力衰竭。D期为进展性器质性心脏病患者在强效药物治疗的基础上，安静时仍有明显心力衰竭症状，需要特殊干预治疗。

99. 答案：D 解析：患者快步行走时心前区憋闷，活动终止后1~2分钟症状消失，提示有劳力性心绞痛。初发的劳力性心绞痛（1个月之内）也属于不稳定型心绞痛。心电图检查提示Ⅰ、aVL导联呈QR型提示有陈旧性心肌梗死。

100. 答案：A 解析：患者间歇性上腹痛，提示患者有消化性溃疡的病史。呕吐物有酸臭味，上腹饱满，有振水音，怀疑是幽门梗阻。

101. 答案：E 解析：凡实验室检查异常（蛋白尿、血尿），伴或不伴水肿及高血压病史达3个月以上，无论有无肾功能损害，在除外其他继发性病变后，可诊断为慢性肾小球肾炎。

102. 答案：C 解析：患者有被害妄想，考虑为精神分裂症。

103. 答案：C 解析：本题中患儿出现黄疸，血清胆红素188.1μmol/L（11mg/dL）。母亲血型为B型，新生儿溶血病以ABO溶血多见，主要发生在母亲O型、胎儿A/B型中。母亲B型、胎儿O型则不容易发生溶血。所以患儿考虑最可能为生理性黄疸。

104. 答案：E 解析：流行性脑脊髓膜炎起病急骤，并有恶寒、高热、头痛、肌肉酸痛等全身中毒症状。此期具有诊断意义的体征是皮肤黏膜的瘀点瘀斑。血象中白细胞总数多在20×10^9/L，中性粒细胞百分比

0.90以上。有DIC者，血小板减少。脑脊液有压力升高，浑浊，细胞数常达 $1×10^9/L$，以中性粒细胞为主，蛋白显著增高，葡萄糖含量常明显降低。

105. 答案：A　解析：分泌性中耳炎是以传导性聋和鼓室积液为特征的中耳非化脓性炎性疾病，冬春季多发，儿童发病率明显高于成人。临床表现为听力下降伴自声增强，急性发病时可有耳痛，耳内闭塞感或闷胀感也是常见症状，按压耳屏后可暂时减轻。检查：鼓膜内陷、鼓室积液时，鼓膜失去正常光泽，呈淡黄、橙红或琥珀色；当积液未充满整个鼓室时，透过鼓膜可见到液平面；鼓室穿刺可抽出淡黄色液体。鼓气耳镜检查见鼓膜活动受限。听力学检查：音叉实验和纯音听力测试提示传导性听力下降。

106. 答案：A　解析：痈多见于成年人，常发生在项、背部等皮肤厚韧部位。痈早期呈一片稍微隆起的紫红色浸润区，质地坚韧，界限不清，在中央部有多个脓栓，破溃后呈蜂窝状。以后，中央部逐渐坏死、溶解、塌陷，像"火山口"，其内含有脓液和大量坏死组织。痈易向四周和深部发展，周围呈浸润性水肿，局部淋巴结有肿大和疼痛。除有局部剧痛外，患者多有明显的全身症状，如畏寒、发热、食欲减退、白细胞计数增加等。

107. 答案：A　解析：Ⅲ度内痔：偶有便血，排便或久站、咳嗽、劳累、负重时痔脱出，需用手还纳。

108. 答案：D　解析：肿瘤侵犯下颈交感神经结，则产生霍纳综合征，表现为同侧上眼睑下垂、瞳孔缩小、眼球下陷和一侧面部皮肤发白、汗闭。

109. 答案：A　解析：颅脑损伤患者不可因暂时意识清楚而不做任何检查直接回家。

110. 答案：C　解析：两侧瞳孔呈针尖样大小，呼吸有大蒜臭味，结合题中症状，考虑为急性有机磷农药中毒。

111. 答案：D　解析：如果被蜂蜇者觉得口渴，可以喝清凉的饮料或开水，但绝不能食用含酒精的食物或饮品，否则血液循环加速，毒性扩散得更快，危险性也会更高，有时还会导致心搏骤停，引发死亡。

A3型题

112. 答案：D　解析：高危新生儿应具有下列高危因素之一：①早产儿（胎龄<37周）或低出生体重儿（出生体重<2500g）。②宫内、产时或产后窒息儿、缺氧缺血性脑病及颅内出血者。③高胆红素血症。④新生儿肺炎、败血症等严重感染。⑤新生儿患有各种影响生活能力的出生缺陷（如唇裂、腭裂、先天性心脏病等）以及遗传代谢性疾病。⑥母亲有异常妊娠及分娩史、高龄分娩（≥35岁）、患有残疾（视、听、智力、肢体、精神）并影响养育能力者等。

113. 答案：C　解析：对生理性黄疸、生理性体重下降、"马牙""螳螂嘴"等无须特殊处理。新生儿体温≥37.5℃或≤35.5℃，心率<100次/分或>160次/分时，应立即转诊至上级医疗保健机构。

114. 答案：B　解析：从受精卵形成到胎儿娩出前，称为胎儿期。自胎儿娩出至生后28天，属于新生儿期。自出生后28天至1岁的时期，为婴儿期。自1岁至满3周岁为幼儿期。自满3周岁至6、7岁，为学龄前期。自6、7岁至青春期前，为学龄期。

115. 答案：B　解析：营养性缺铁性贫血的评估及分度：血常规或血红蛋白（Hb）检查结果为Hb值降低：6月龄~6岁<110g/L。Hb值90~110g/L为轻度贫血；60~89g/L为中度贫血；<60g/L为重度贫血。

116. 答案：A　解析：对轻度贫血患儿家长进行合理喂养指导，给予含铁丰富且易吸收的食物，如动物肝脏、血及瘦肉。多吃富含维生素C的蔬菜水果，帮助食物中铁的吸收。

117. 答案：B　解析：百日咳、白喉、破伤风混合疫苗简称百白破疫苗。

118. 答案：D　解析：百白破疫苗总共需要接种4次。

119. 答案：C　解析：百白破疫苗的接种年龄为3月龄、4月龄、5月龄、18月龄。

120. 答案：D　解析：患者有黄疸、腹水及脾大，此次消化道出血为上消化道出血，考虑为肝硬化导致的食管胃底静脉曲张破裂引起的出血。

121. 答案：A　解析：患者已经休克，所以应该迅速补充血容量。

122. 答案：D　解析：高血压合并糖尿病患者血压的控制目标值为<130/80mmHg。

123. 答案：E　解析：高血压合并糖尿病首选ACEI类或ARB类，因ACEI或ARB能减轻或延缓糖尿病肾病的进展。

124. 答案：C　解析：首选ACEI/ARB类为基础的降压药物，控制效果不好可加用钙通道阻滞剂，可明显增强降压作用。

125. 答案：A　解析：急性胃穿孔患者多表现为突发刀割样剧烈腹痛，随着消化液的渗出，患者迅速出现弥散性腹膜炎体征（全腹压痛、反跳痛和肌紧张）。急性肠梗阻患者早期不会出现肠管的坏死，因而不会出现弥散性腹膜炎体征。急性胰腺炎腹痛多局限在左上腹部。急性肝破裂多有外伤史。急性化脓性阑尾炎多表现为转移性右下腹痛，且右下腹的腹膜炎体征较重。

126. 答案：C　解析：患者目前高度怀疑为消化道穿孔，不宜进行X线钡餐造影，以防钡剂从穿孔部位进入腹腔。

127. 答案：E　解析：患者有膀胱刺激症状，且有肾区叩击痛，尿常规提示尿中大量白细胞，诊断为急性肾盂肾炎。最常见的致病菌为大肠埃希菌，属于革兰阴性杆菌。

128. 答案：C　解析：急性膀胱炎的抗生素治疗疗程为3天；急性肾盂肾炎的抗生素治疗疗程为2周。

129. 答案：B　解析：患者既往有大量出血病史，目前哺乳期，铁的消耗较多，且患者平素偏食，提示铁摄入量不足，诊断为缺铁性贫血。

130. 答案：A　解析：网织红细胞为尚未完全成熟的红细胞，当缺铁性贫血得到纠正时，首先表现为不成熟的红细胞——网织红细胞的增多。

131. 答案：E　解析：本病例可诊断为甲状腺功能减退症。甲减是^{131}I治疗难以避免的后果，因此应定期监测甲状腺功能，尽早发现甲减，及时给予甲状腺素替代治疗。

132. 答案：A　解析：避免昏迷发生的关键在于坚持甲状腺激素替代治疗。

133. 答案：E　解析：1型糖尿病应用胰岛素治疗的常见并发症为胰岛素应用过量导致低血糖，进而昏迷。A、B亦为糖尿病常见并发症，但与本题背景不符；C、D与本题关系不大。

134. 答案：C　解析：病程超过10年的糖尿病患者常合并不同程度的视网膜病变，其是糖尿病引起失明的主要原因之一。

135. 答案：B　解析：患者高血压，左侧肢体偏瘫，意识丧失，符合脑出血的临床表现。脑出血后，颅内压增高，紧急处理措施为降低颅内压。

136. 答案：C　解析：急性脑出血后，头颅CT表现为颅内高密度影。

137. 答案：E　解析：骨盆骨折多表现为骨盆挤压分离试验阳性；髋关节脱位以后脱位常见，表现为患侧肢体的屈曲内收内旋畸形，无局部叩击痛。

138. 答案：A　解析：患者诊断为股骨颈骨折，应转到上级医院进行专科治疗。

139. 答案：D　解析：猩红热表现为发热后1~2天出疹，同时有咽痛、头痛、呕吐、杨梅舌、环口苍白圈、颈部淋巴结肿大。麻疹发热3~4天后出疹，口腔黏膜有特征性 Koplik 斑。风疹患儿多有耳后、枕部淋巴结肿大并触痛。川崎病主要表现为唇充血、皲裂、球结膜充血。手足口病患儿多在手及足部见到斑丘疹和疱疹。

140. 答案：A　解析：猩红热为 A 组乙型链球菌引起的感染性疾病，首选对链球菌敏感的青霉素治疗。

141. 答案：A　解析：男性淋病主要表现为尿道口红肿、灼热、瘙痒，出现脓性分泌物及尿频、尿急、尿痛等尿道刺激症状，可并发前列腺炎、精囊炎、输精管炎、附睾炎等。

142. 答案：A　解析：淋病是由淋病奈瑟菌（淋球菌）感染引起的泌尿生殖系统化脓性炎症性性传播疾病。

143. 答案：D　解析：右小腿肿胀，色鲜红，有小水疱，扪之灼热，考虑为丹毒。

144. 答案：A　解析：丹毒全身治疗首选青霉素，疗程 10～14 天。对青霉素过敏者可选用大环内酯类抗菌药物。复发性丹毒患者在淋巴管炎的活动期间，大剂量抗菌药物治疗有效，但需要继续以间歇性小剂量维持较长时间以取得完全效果。

145. 答案：B　解析：患者左侧腹股沟区肿块反复出现，平卧位时消失，考虑为腹股沟斜疝。鞘膜积液不会出现肿块突然增大伴明显疼痛。

146. 答案：C　解析：患者诊断为左侧腹股沟疝，目前肿块不能还纳，怀疑嵌顿，需手术治疗。

147. 答案：D　解析：肾上腺素可以用于过敏性休克及哮喘的治疗。去甲肾上腺素目前多用作休克抢救中的升压药物。

148. 答案：B　解析：患者由于喉头或支气管水肿与痉挛会出现呼吸道阻塞症状，需要肌内注射，迅速增加血药浓度。

149. 答案：B　解析：百草枯中毒，肺损伤最为突出也最为严重，很多患者死于呼吸衰竭，而肾损伤是最常见的。

150. 答案：B　解析：患者百草枯中毒诊断明确，紧急处理后需转到上级医院进一步治疗。

第二单元

A1 型题

1. 答案：C　解析：责任报告单位和责任疫情报告人员发现甲类传染病和乙类传染病中的肺炭疽、传染性非典型肺炎等患者或疑似患者，或发现其他传染病及不明原因疾病暴发时，应于 2 小时内报告。

2. 答案：C　解析：虫媒传染病可根据不同媒介昆虫的生态习性特点采取不同的杀虫方法。

3. 答案：B　解析：接种卡介苗 2 周左右，局部可出现红肿浸润，随后化脓，形成小溃疡，大多在 8～12 周自行结痂（卡疤），一般不需处理，但要注意局部清洁，防止继发感染。接种卡介苗出现的局部红肿，不能热敷。

4. 答案：D　解析：居民健康档案管理的服务对象是辖区内常住居民（指辖区内居住半年以上的户籍居民及非户籍居民），以 0～6 岁儿童、孕产妇、老年人、慢性病患者、严重精神障碍患者和肺结核患者等人群为重点。

5. 答案：D　解析：BMI ≤ 18.4kg/m² 为偏瘦；18.5～23.9kg/m² 为正常；24～27.9kg/m² 为偏胖；28.0～31.9kg/m² 为肥胖；>32kg/m² 为重度肥胖。

6. 答案：B　解析：儿童 1 岁以内是体重增加的最快速时期，是"第 1 个生长高峰"。

7. 答案：C　解析：婴儿从 6 月龄起，需要由纯乳类的液体食物向固体食物逐渐转换，这个过程称为食物转换或辅食添加。在这个食物过渡的过程中，仍需维持婴儿总奶量每天800mL左右。

8. 答案：C　解析：在整个妊娠期间至少进行5次产前检查，其中孕早期至少进行1次（从怀孕开始到怀孕13周），孕中期至少2次（孕16~20周、孕21~24周各1次），孕晚期至少2次（孕28~36周、孕37~40周各1次）。

9. 答案：E　解析：对胚胎有致畸影响的因素和疾病有病毒（风疹病毒、巨细胞病毒、单纯疱疹病毒）和弓形虫感染、有毒有害的作业和环境（高温、电离辐射、有机溶剂、农药等有毒有害因素）、用药（抗癌药、性激素、抗癫痫药、抗甲状腺药和降糖药等）。

10. 答案：D　解析：基本检查项目包括血常规、血型、尿常规、肝功能、肾功能、乙型肝炎。有条件地区建议进行如下检查：血糖、阴道分泌物、梅毒血清学检测、HIV抗体检测、B超。

11. 答案：C　解析：辖区内65岁及以上常住居民，包括居住半年以上的户籍及非户籍居民。

12. 答案：C　解析：中度依赖的老年人进餐需要协助，能完成部分梳洗，穿衣需要协助，经常失禁。

13. 答案：D　解析：国家公共卫生服务均等化项目的辅助检查包括血常规、尿常规、肝功能（血清谷草转氨酶、血清谷丙转氨酶和总胆红素）、肾功能（血清肌酐和血尿素氮）、空腹血糖、血脂和心电图检测。没有骨密度检查。

14. 答案：D　解析：对原发性高血压患者，每年要提供至少4次面对面的随访。

15. 答案：C　解析：2型糖尿病高危人群建议其每年至少测量1次空腹血糖；对确诊的2型糖尿病患者，每年提供4次免费空腹血糖检测。

16. 答案：D　解析：2型糖尿病患者饮食治疗的基本原则是控制总能量，达到或维持合理体重；平衡膳食，合理安排各种营养素比例；避免高脂肪，适量蛋白质，适宜碳水化合物；增加膳食纤维摄入；清淡饮食，减少钠盐摄入；坚持少量多餐，定时定量；保持饮食摄入和身体活动的平衡。

17. 答案：E　解析：乡镇卫生院、村卫生室接到上级专业机构管理肺结核患者的通知单后，要在72小时内第一次入户访视患者。

18. 答案：C　解析：严重精神障碍患者的服务对象应为辖区常住患者，即在本辖区内有固定居所，并且连续居住至少半年以上，不论是否具有辖区户籍。固定居所包括家庭、疗养院、养老院、护理院等康复与照料机构等，但不包括精神专科医院和综合医院。

19. 答案：A　解析：危险性1级为口头威胁，喊叫，但没有打砸行为。强调危险性仅限口头，无具体的攻击行为。

20. 答案：E　解析：检查包括一般体格检查、测血压、量体重、心电图；抽血化验包括血常规（含白细胞分类）、转氨酶和血糖。如患者病情有需要，应增加相应的检查项目（如尿常规、B超等）。

21. 答案：D　解析：体质是在遗传变异的基础上，人体所表现出来的形态和功能方面相对稳定的特征。具体指：①身体形态发育水平；②生理生化功能水平；③身体素质和运动能力；④心理状态；⑤适应能力。

22. 答案：D　解析：阴虚质指体内阴液亏少而无以制阳，滋润、濡养等作用减退，以口燥咽干、手足心热、脉细数等为主要表现的虚热证候，故答案选D。A选项描述的为气郁质：人体一部分或某一脏腑、经络的气机阻滞，运行不畅，以胀闷疼痛、情志不舒为主要表现的证候。B选项描述的为气虚质：元气不足，气的推动、固摄、防御、气化等功能减退，或脏器组织的功能减退，以气短、乏力、神疲、脉虚等为主要表现的虚弱证候。C 选项描述的为特禀质，主要以先天发育缺陷或过敏性疾病为主要特征。E 选项描述的为阳虚质：阳气不足，机体失去温养，推动、蒸腾、气化等作用减退，以畏冷肢凉为主要表现的虚寒证候。

23. 答案：B　解析：气虚质的患者元气不足，故气的推动、固摄、防御、气化等功能均可减退，或脏器组织的功能减退，机体的防御功能减退易患感冒，而固摄功能减退则无力升举，不能维持脏器的正常位置，甚至出现内脏下垂。

24. 答案：D　解析：小儿具有生机旺盛而又稚嫩柔软的生理特点，一方面生机蓬勃，发育旺盛；另一方面脏腑娇嫩，形气未充。其"发病容易，传变迅速"而又"脏气清灵，易趋康复"。

25. 答案：B　解析：捏脊位置在背脊正中，督脉两侧的大椎至尾骨末端处。

26. 答案：D　解析：按揉足三里穴，具有健脾益胃、强壮体质的作用。

27. 答案：C　解析：湿热质对夏末秋初湿热气候，湿重或气温偏高环境较难适应。

28. 答案：B　解析：食物中毒的发病特点：①发病潜伏期短，来势急剧，短时间内可能有多数人发病，发病曲线呈突然上升趋势；②发病与食物有关，患者有食用同一污染食物史，流行波及范围与污染食物供应范围一致，停止污染食物供应后，流行即告终止；③中毒患者临床表现基本相似，以恶心、呕吐、腹痛、腹泻等消化道症状为主；④中毒患者对健康人不具有传染性，人与人之间不直接传染。

29. 答案：B　解析：中风多是在内伤积损的基础上，复因劳逸适度、情志不遂、饮酒饱食或外邪侵袭等原因，引起脑脉痹阻或血溢脑脉之外，最终导致脑髓神机受损，从而发生猝然昏仆、半身不遂诸症。

30. 答案：C　解析：痹证是由于风寒湿热之邪，侵袭肢体经络，引起气血运行不畅，经络阻滞所致。其治疗原则为祛邪通络。

31. 答案：B　解析：蔬菜水果的主要卫生问题有细菌及寄生虫的污染、有毒化学物质的污染（如农药污染、工业废水、不恰当存放或腌制导致亚硝酸盐含量增加等）。

32. 答案：B　解析：土壤污染是指在人类生产和生活活动中排出的有害物质进入土壤中，超过一定限量，直接或间接地危害人畜健康的现象。土壤污染的来源有农业污染、工业污染、生活污染、交通污染、灾害污染、电子垃圾污染等。污染物污染土壤方式包括气型污染、水型污染、固体废弃物型污染等。

33. 答案：E　解析："天人合一"是指人与自然环境的统一，体现的是中医学的整体观念。

34. 答案：E　解析：放疗即放射治疗，是利用一种或多种电离辐射对恶性肿瘤及一些良性疾病进行治疗的手段，不属于中医疗法。

35. 答案：C　解析：证是指在疾病发展过程中某一阶段的病理概括，包括病的原因（如风寒、风热、瘀血等）、病的部位（如表、里、某脏、某条经络等）、病的性质（如寒、热等）和邪正关系（如虚、实等），反映了疾病发展过程中，该阶段病理变化的本质。

36. 答案：A　解析：眼眶周围发黑者，多属肾虚水饮或寒湿带下。

37. 答案：B　解析：实证的舌形多是老舌，苔厚腻。

38. 答案：B　解析：舌淡胖大而润，舌边有齿痕者，多属寒湿壅盛，或阳虚水湿内停。舌质淡红而舌边有齿痕者，多为脾虚或气虚。舌红而肿胀满口，舌边有齿痕者，为内有湿热痰浊壅滞。

39. 答案：B　解析：时有低热，兼面

白、头晕、舌淡、脉细等症者，多属血虚发热。

40. 答案：C　解析：咳声轻清低微，多属虚证，多因久病肺气虚损，失于宣降所致。

41. 答案：E　解析：哮是指呼吸急促似喘、声高断续、喉间有哮鸣音的症状。

42. 答案：D　解析：大便泄泻，臭如败卵，或夹未消化食物，矢气酸臭者，多为伤食。

43. 答案：B　解析：在病情危重的情况下，出现大汗不止的症状，称为绝汗，常是亡阴或亡阳的表现。

44. 答案：B　解析：头汗又称但头汗出，指汗出仅见于头部，或头颈部汗出量多的症状。头汗可因上焦热盛；中焦湿热蕴结；元气将脱，虚阳上越；进食辛辣、热汤、饮酒，热蒸于头等导致。

45. 答案：D　解析：阳明经与任脉行于头前，故前额连眉棱骨痛，病在阳明经。太阳经与督脉行于头后，故后头连项痛，病在太阳经。少阳经行于头两侧，故头两侧痛，病在少阳经。足厥阴经系目系达颠顶，故颠顶痛，病在厥阴经。

46. 答案：A　解析：便秘指大便燥结，排便时间延长，便次减少，或时间虽不延长但排便困难的症状。多因胃肠积热，或阳虚寒凝，或气血阴津亏损，或腹内癥块阻结等，导致肠道燥化太过，肠失濡润，或推动无力，传导迟缓，气机阻滞而成便秘。

47. 答案：E　解析：带下色黄，质黏臭秽，多因湿热下注或湿毒蕴结所致。

48. 答案：E　解析：怒则气上，喜则气缓，悲则气消，恐则气下，惊则气乱，思则气结。

49. 答案：E　解析：迟脉是指脉来迟慢，一息不足四至（<60次/分），多见于寒证，迟而有力为实寒，迟而无力为虚寒，亦见于邪热结聚之实热证。

50. 答案：C　解析：寒证是指感受寒邪或阳虚阴盛，导致机体功能活动衰退，表现为具有冷、凉特点的证候。临床表现常见恶寒、畏寒、冷痛、喜暖、口淡不渴、肢冷蜷卧、痰、涎、涕清稀、小便清长、大便稀溏、面色白、舌淡、苔白而润、脉紧或迟等。

51. 答案：C　解析：手三阴经在上肢由前向后的排列顺序是手太阴肺经、手厥阴心包经、手少阴心经。

52. 答案：B　解析：股骨大转子至腘横纹的骨度分寸是19寸。

53. 答案：E　解析：孕妇的腹部和腰骶部不宜施灸。

54. 答案：D　解析：间接灸包括隔姜灸、隔蒜灸、隔盐灸、隔附子饼灸等。

55. 答案：A　解析：热极生风证的临床表现为高热口渴，烦躁谵语或神昏，颈项强直，两目上视，手足抽搐，角弓反张，牙关紧闭，舌质红绛，苔黄燥，脉弦数。

56. 答案：B　解析：湿热蕴脾证的临床表现为脘腹胀闷，纳呆，恶心欲呕，口中黏腻，渴不多饮，便溏不爽，小便短黄，肢体困重，或身热不扬，汗出而热不解，或见面目发黄鲜明，或皮肤发痒，舌质红，苔黄腻，脉濡数或滑数。

57. 答案：C　解析：胃阳虚证与胃阴虚证的相同症状是胃痛痞胀。

58. 答案：A　解析：胃热炽盛证以胃脘灼痛、消谷善饥及实热证表现共见为辨证的主要依据。

59. 答案：E　解析：肺气虚证的临床表现为咳嗽无力，气短而喘，动则尤甚，咳痰清稀，声低懒言，或有自汗、畏风，易于感冒，神疲体倦，面色淡白，舌淡苔白，脉弱。

60. 答案：C　解析：不寐心脾两虚证的治法是补益心脾，养血安神。

61. 答案：E　解析：内伤头痛一般起

病缓慢,病势较缓,多表现为隐痛、空痛、昏痛、痛处固定、痛势悠悠,遇劳加重,时作时止。

62. 答案:C 解析:治疗泄泻寒湿内盛证,应首选的中成药是藿香正气水。

63. 答案:A 解析:内痔是指肛门齿状线以上,直肠末端黏膜下的痔内静脉丛扩张和充血所形成的柔软静脉团,是肛门直肠病中最常见的疾病。其好发于截石位的3、7、11点处,又称为母痔区,其余部位发生的内痔,均称为子痔。其特点是便血、痔核脱出、肛门不适感。

64. 答案:C 解析:小儿湿热泄泻的治法是清肠解毒,利湿止泻。

65. 答案:C 解析:复方丹参注射液不宜与低分子右旋糖酐注射液混合静脉滴注,因低分子右旋糖酐本身是一种抗原,易与丹参等形成络合物,两者共同作用的结果可导致过敏性休克或严重的过敏症。

66. 答案:E 解析:妊娠慎用中药包括通经祛瘀类的桃仁、红花、牛膝、蒲黄、五灵脂、穿山甲、王不留行、凌霄花、虎杖、卷柏、三七等;行气破滞类的枳实、大黄、芒硝、番泻叶、郁李仁等;辛热燥烈类的干姜、肉桂等;滑利通窍类的冬葵子、瞿麦、木通、漏芦等。

67. 答案:B 解析:清开灵口服液功能清热解毒,镇静安神。用于外感风热时毒,火毒内盛所致的高热不退、烦躁不安、咽喉肿痛、舌质红绛、苔黄、脉数者;上呼吸道感染、病毒性感冒、急性化脓性扁桃体炎、急性咽炎、急性气管炎、高热等见上述证候者。

68. 答案:C 解析:丹参注射液功能活血化瘀,通脉养心。用于冠心病胸闷、心绞痛等心系病证。

69. 答案:C 解析:补中益气丸功能补中益气,升阳举陷。用于脾胃虚弱、中气下陷所致的泄泻、脱肛、阴挺,症见体倦乏力、食少腹胀、便溏久泻、肛门下坠或脱肛、子宫脱垂。

70. 答案:B 解析:归脾丸功能益气健脾,养血安神。用于心脾两虚,症见气短心悸、失眠多梦、头昏头晕、肢倦乏力、食欲不振、崩漏便血。

71. 答案:B 解析:风热感冒的治法是辛凉解表,宣肺清热。

72. 答案:D 解析:香砂养胃丸功能温中和胃。用于胃阳不足,湿阻气滞所致的胃痛、痞满,症见胃痛隐隐、脘闷不舒、呕吐酸水、嘈杂不适、不思饮食、四肢倦怠。

73. 答案:A 解析:护肝片功能疏肝理气,健脾消食,具有降低转氨酶的作用。用于慢性肝炎及早期肝硬化。

74. 答案:E 解析:更年安片功能滋阴清热,除烦安神。用于肾阴虚所致的绝经前后诸证,症见烦热出汗、眩晕耳鸣、手足心热、烦躁不安;围绝经期综合征见上述证候者。

75. 答案:A 解析:妇科千金片功能清热除湿,益气化瘀。用于湿热瘀阻所致的带下病、腹痛,症见带下量多、色黄质稠、臭秽、小腹疼痛、腰骶酸痛、神疲乏力;慢性盆腔炎、子宫内膜炎、慢性宫颈炎见上述证候者。

76. 答案:A 解析:小儿化食丸功能消食化滞,泻火通便。用于食滞化热所致的积滞,症见厌食、烦躁、恶心呕吐、口渴、脘腹胀满、大便干燥。

77. 答案:B 解析:跌打丸功能活血散瘀,消肿止痛。用于跌打损伤、筋断骨折、瘀血肿痛、闪腰岔气。

78. 答案:B 解析:三阴交穴在小腿内侧,内踝尖直上3寸,胫骨内侧面后缘。

79. 答案:E 解析:滚法的操作手法:拇指自然伸直,手握空拳,小指、无名指的掌指关节自然屈曲约90°,其余手指掌指关节屈曲角度依次减小,使手背沿掌横弓排列成弧面，以手掌背部近小指侧部分贴附于治疗部位上，前臂主动摆动，带动腕关节较大幅度的屈伸和前臂旋转的协同运动，使手背尺侧在治疗部位上做持续不断地来回滚动，摆动频率每分钟120次左右。

80. 答案：C 解析：直接灸法分为瘢痕灸、无瘢痕灸。

81. 答案：E 解析：针灸治疗呕吐，取中脘、胃俞、内关、足三里。发作时，可在内关行强刺激并持续运针1~3分钟。

82. 答案：B 解析：刮痧泻法是指刮痧时，刮痧板按压的力度（力量）大，刮拭速度快，刮拭时间相对较短。此法宜用于身体强壮、疾病初期的实证患者以及骨关节疼痛患者。

83. 答案：C 解析：中成药外用的油膏剂、水剂等多采用将药物直接涂敷于患处的方法，如紫草膏、生肌玉红膏、擦癣药水等。

84. 答案：A 解析：生脉饮功能益气复脉，养阴生津。用于气阴两亏，症见心悸气短、脉微自汗。

A2型题

85. 答案：B 解析：1周内，同一学校、幼儿园、自然村寨、社区、建筑工地等集体单位中发生10例及以上麻疹病例，应当进行突发公共卫生事件信息报告。

86. 答案：E 解析：发现甲类传染病和乙类传染病中的肺炭疽、传染性非典型肺炎等患者或疑似患者，或发现其他传染病及不明原因疾病暴发时，应于2小时内报告。对其他乙、丙类传染病患者、疑似患者和规定报告的病原携带者，应于24小时内报告。

87. 答案：C 解析：不具备传染病诊疗条件的，在发现传染病患者或疑似患者时，要认真、详细地做好登记，及时填写"传染病报告卡"并将患者转到指定的医院。

88. 答案：D 解析：随时消毒是指当传染源还存在于疫源地时进行的消毒，对传染源的排泄物、分泌物或被污染的物品、场所进行的及时消毒。终末消毒是指当传染源痊愈、死亡或离开疫源地后进行的彻底消毒。预防性消毒是指在未发现明确传染源的情况下，对可能受到病原微生物污染的物品、场所等进行的消毒。该村民离开家后，对其家进行的消毒属于终末消毒。

89. 答案：E 解析：儿童6月龄时，应接种的疫苗是乙肝疫苗第3剂、A群流脑多糖疫苗第1剂。

90. 答案：E 解析：婴儿6月龄内应纯母乳喂养，无须给婴儿添加水、果汁等液体和固体食物。

91. 答案：C 解析：新生儿胎龄<37周，为早产儿，预防佝偻病的关键在于补充维生素D，生后数天开始，足月儿每日口服400IU，早产儿每日口服800IU。

92. 答案：C 解析：孕早期健康管理的孕产妇妊娠风险筛查包括：①基本情况：年龄（周岁）≥35岁或≤18岁，身高≤145cm，BMI>25kg/m^{2}或<18.5kg/m^2，Rh血型阴性。②异常妊娠及分娩史：生育间隔<18个月或>5年，剖宫产史，不孕史，不良孕产史（各类流产≥3次、早产史、异位妊娠史等），本次妊娠异常情况。③妇产科疾病及手术史：子宫肌瘤或卵巢囊肿≥5cm。④家族史：高血压家族史且孕妇目前血压≥140/90mmHg，糖尿病等。⑤既往疾病及手术史：重要脏器疾病史，恶性肿瘤病史等。⑥辅助检查：血红蛋白<110g/L，梅毒、HIV、乙肝阳性，尿常规异常持续2次以上，尿糖阳性且空腹血糖异常（妊娠24周前≥7.0mmol/L，妊娠24周起≥5.1mmol/L）等。⑦还有一些需要关注的表现及病史。

93. 答案：E 解析：老年人生活自理能力评分表中，评分≥19分，为不能自理，需一级护理；评分9~18分为中度依赖，需二级护理；评分 4~8 分为轻度依赖。

94. 答案：E 解析：高血压的诊断标准为：不同日内 3 次测量血压，均高于正常（140/90mmHg）。

95. 答案：C 解析：对第一次出现血压控制不满意，或出现药物不良反应的患者，结合其服药依从性，必要时增加现用药物剂量、更换或增加不同类的降压药物，2 周内随访。

96. 答案：A 解析：2 型糖尿病患者规范健康管理率 = 按照要求进行 2 型糖尿病患者健康管理的人数/年内已管理的 2 型糖尿病患者人数×100%。

97. 答案：E 解析：随访服务记录表应记录患者病情、危险性评估、服药依从性、不良反应、康复措施、躯体情况、生活事件等，故应进一步询问后再填写。

98. 答案：E 解析：痰湿质的总体特征为痰湿凝聚，以喜食肥甘，形体肥胖，尤其腹部肥满松软，活动时喜出黏汗，口中常有黏腻或甜腻感，胸闷，气短，乏力，食欲不振，伴口臭、嗳气、气喘、腹胀、舌苔腻、脉滑等痰湿表现为主要特征。发病倾向为易患消渴、中风、胸痹、咳喘等病。

99. 答案：D 解析：血瘀质常见表现为肤色晦暗，色素沉着，容易出现瘀斑，口唇暗淡，舌暗或有瘀点，舌下络脉紫暗或增粗，脉涩。发病倾向为易患癥瘕及痛证、血证等。

100. 答案：D 解析：在儿童 6~12 月龄时，向家长传授摩腹和捏脊的方法；在 18~24 月龄时，向家长传授按揉迎香、足三里穴的方法；在 30~36 月龄时，向家长传授按揉四神聪穴的方法。

101. 答案：B 解析：食物中毒的处理：对患者采取紧急处理，并及时报告当地食品卫生监督机构；立即停止食用中毒食品；采取患者标本以备送检；对患者进行急救治疗，并对当地村民进行卫生知识宣传。

102. 答案：B 解析：该患者情志抑郁，两胁胀痛，月经不调，属于肝郁气滞证。弦脉多见于肝胆病、疼痛、痰饮，或胃气衰败者；亦见于老年健康者。

103. 答案：A 解析：寒证指感受寒邪，或阳虚阴盛，导致机体功能活动衰退所表现的具有冷、凉特点的证候。其临床表现主要有恶寒，畏寒，冷痛，喜暖，口淡不渴，肢冷蜷卧，痰、涎、涕清稀，小便清长，大便稀溏，面色白，舌淡，苔白而润，脉紧或迟。

104. 答案：A 解析：肝阳化风证的临床表现为眩晕欲仆，步履不稳，头胀头痛，急躁易怒，耳鸣，项强，头摇，肢体震颤，手足麻木，语言謇涩，面赤，舌红，或有苔腻，脉弦细有力，甚至突然昏仆、口眼㖞斜、半身不遂、舌强语謇。

105. 答案：B 解析：嫩舌多见于虚证。滑苔为水湿之邪内聚的表现，主痰饮、水湿。

106. 答案：B 解析：心阳虚证的临床表现为心悸怔忡，心胸憋闷或痛，气短，自汗，畏冷肢凉，神疲乏力，面色㿠白，或面唇青紫，舌质淡胖或紫暗，苔白滑，脉弱或结或代。

107. 答案：A 解析：寒滞胃肠证的临床表现为胃脘、腹部冷痛，痛势暴急，遇寒加剧，得温则减，恶心呕吐，吐后痛缓，口淡不渴，或口泛清水，腹泻清稀，或腹胀便秘，面白或青，恶寒肢冷，舌苔白润，脉弦紧或沉紧。

108. 答案：A 解析：肠燥津亏证的临床表现为大便干燥如羊屎，艰涩难下数日一行，腹胀作痛，口干口臭，舌红苔黄燥，脉细涩。

109. 答案：A 解析：风热犯肺证的临床表现为咳嗽，痰少而黄，气喘，鼻塞，流浊涕，咽喉肿痛，发热，微恶风寒，口微渴，舌尖红，苔薄黄，脉浮数。

110. 答案：E　解析：肾阴虚证的临床表现为腰膝酸软而痛，头晕，耳鸣，齿松，发脱，男人阳强易举、遗精、早泄，女子经少或经闭、崩漏，失眠，健忘，口咽干燥，形体消瘦，五心烦热，潮热盗汗，骨蒸发热，午后颧红，小便短黄，舌红少津、少苔或无苔，脉细数。

111. 答案：A　解析：痛经寒凝血瘀证的主要症状是经前或经期小腹冷痛拒按，得热痛减，月经或有推后，量少，经色暗而有瘀块，面色青白，肢冷畏寒，舌暗苔白，脉沉紧。

112. 答案：C　解析：患者胸闷，气短喘促，痰多黏腻，苔白腻，脉滑，属于痰浊胸痹，适用的中成药有丹蒌片、苏合香丸。

113. 答案：B　解析：患者以头晕为主要表现，辨病为眩晕；伴头目胀痛，口苦，遇烦劳、郁怒加重，急躁易怒，说明与情绪关系密切；结合舌脉表现，均为肝阳上扰之象，故予平肝潜阳、清火息风。

114. 答案：B　解析：患者生气后感胃脘胀痛，痛连两胁，恼怒痛甚，嗳气则痛减，胸闷，喜太息，大便不畅，舌苔薄白，脉弦，属于肝气犯胃型胃痛，适用的中成药有胃苏颗粒、气滞胃痛颗粒。

115. 答案：E　解析：患者呕吐酸腐，脘腹胀满，嗳气厌食，吐后反快，大便溏，气味臭秽，苔厚腻，脉滑，属于食滞胃脘型呕吐，适用的中成药有保和丸。

116. 答案：D　解析：花红片功能清热解毒，燥湿止带，祛瘀止痛。用于湿热瘀滞所致的带下病、月经不调，症见带下量多、色黄质稠、小腹隐痛、腰骶酸痛、经行腹痛；慢性盆腔炎、附件炎、子宫内膜炎见上述证候者。

117. 答案：B　解析：小儿湿热泄泻的主要症状为大便泻下急迫，量多次频，呈黄褐色稀水或蛋花汤样，或夹少许黏液，气味臭秽，腹痛阵作，发热烦躁，口渴，肢倦乏力，小便短黄，肛门红赤，舌质红，苔黄腻，脉滑数或指纹紫。

118. 答案：B　解析：针灸治疗便秘，主穴取大肠俞、天枢、归来、支沟、上巨虚；热秘配合谷、内庭；气虚配脾俞、气海。该患者属热秘。

119. 答案：B　解析：患者肢体关节疼痛剧烈，部位固定，遇寒则甚，得热则缓，关节活动不利，舌淡苔薄白，脉弦紧，属于痛痹，适用的中成药有小活络丸。

120. 答案：D　解析：患者痔疮日久，本次形成嵌顿、肛门肿胀疼痛，可推断为气滞血瘀证；舌脉为湿热内生，气滞血瘀之象，故应给予清热利湿、行气活血法治疗。

121. 答案：D　解析：患者小腹冷痛，得热痛减，面色青白，肢冷畏寒，结合舌脉表现，可推断为寒凝血瘀证。灸法取关元、三阴交，隔姜灸。

122. 答案：E　解析：患者带下量多，色白质黏，呈豆渣样，小腹作痛，小便黄，舌红，苔黄腻，脉滑数，属于湿热下注型带下病，适用的中成药有妇科千金片、花红颗粒。

123. 答案：B　解析：患儿大便清稀，多泡沫，腹痛肠鸣，且有鼻塞流涕，舌象、指纹亦为风寒之象，故为风寒泻。小儿风寒泻的推拿疗法为揉外劳宫、推三关、摩腹、揉龟尾。

124. 答案：E　解析：面瘫表现为一侧面部肌肉瘫痪，额纹消失，眼睑闭合不全，鼻唇沟变浅，口角下垂喎向健侧，患侧不能皱眉、蹙额、闭目、露齿、鼓颊，部分患者初起时有耳后疼痛。本例患者为右侧面瘫。贴敷疗法主要选择患侧太阳、阳白、颧髎、地仓、颊车穴，因部分患者伴有耳后疼痛，故还可选择耳后穴位贴敷。

125. 答案：A　解析：漏肩风即肩关节周围炎，其推拿治疗取穴为肩井、肩髃、肩髎、肩贞、天宗、臂臑、曲池

126. 答案：A 解析：麝香保心丸不宜与西药普罗帕酮（心律平）、奎尼丁同服，因可导致心搏骤停。

127. 答案：A 解析：患者便脓血，里急后重，肛门灼热，为湿热痢表现。复方黄连素片功能清热燥湿，行气止痛，止泻止痢。用于大肠湿热，症见赤白下痢、里急后重或暴注下泻、肛门灼热；肠炎、痢疾见上述证候者。

128. 答案：D 解析：艾附暖宫丸功能理气养血，暖宫调经。用于血虚气滞，下焦虚寒所致的月经不调、痛经，症见行经后错、经量少、有血块、小腹疼痛、经行小腹冷痛喜热、腰膝酸痛。治疗痛经，宜在经前3~5天开始服药，连服1周。

129. 答案：D 解析：连翘败毒丸功能清热解毒，消肿止痛。用于热毒蕴结肌肤所致的疮疡，症见局部红肿热痛、未溃破者。孕妇禁用；疮疡阴证者慎用。忌烟、酒及辛辣食物。连翘败毒丸适用于疮疡初起，溃脓期不再适用。

A3型题

130. 答案：C 解析：《疫苗流通和预防接种管理条例》规定，国家对儿童实行预防接种证制度。

131. 答案：D 解析：在儿童出生后1个月内，其监护人应当到儿童居住地承担预防接种工作的接种单位为其办理预防接种证并实施接种。儿童离开原居住地期间，由现居住地承担预防接种工作的接种单位负责对其实施接种。

132. 答案：E 解析：对于乙类传染病中传染性非典型肺炎、肺炭疽，采取甲类传染病的预防、控制措施。

133. 答案：A 解析：对于拒绝隔离治疗或隔离期未满擅自脱离治疗的，可由公安机关协助医疗机构进行强制隔离治疗。

134. 答案：C 解析：乙脑的接种部位为上臂外侧三角肌下缘附着处，皮下注射。

135. 答案：B 解析：乙脑减毒活疫苗或灭活疫苗接种的禁忌证：有神经系统疾患、过敏体质不能接种。发热、急性或慢性疾病活动期应缓种或慎种。心率120次/分属婴儿期正常心率。

136. 答案：D 解析：该孕妇血红蛋白<110g/L，诊断为贫血。

137. 答案：B 解析：该孕妇应加强营养，治疗贫血。

138. 答案：A 解析：基层医疗卫生机构应在孕妇怀孕13周前（12^{+6}周前）为其建立《母子保健手册》。

139. 答案：A 解析：肾阳虚型带下病的主要症状是带下量多，绵绵不断，质清稀如水，腰酸如折，畏寒肢冷，小腹冷感，面色晦暗，小便清长或夜尿多，大便溏薄，舌质淡，苔白润，脉沉迟。

140. 答案：C 解析：肾阳虚型带下病的治法是温肾培元，固涩止带。

141. 答案：A 解析：肾阳虚型带下病的常用中成药是艾附暖宫丸。

142. 答案：E 解析：痰热咳嗽的主要症状是咳嗽气粗，痰黄黏稠，胸闷口干，大便秘结，苔黄腻，脉滑数。

143. 答案：B 解析：橘红丸功能清肺，化痰，止咳。用于痰热咳嗽，痰多，色黄黏稠，胸闷口干。

144. 答案：D 解析：湿热腰痛的主要症状是腰部疼痛，重着而热，暑湿阴雨天气加重，活动后或可减轻，身体困重，小便短赤，苔黄腻，脉濡数或弦。

145. 答案：A 解析：治疗湿热腰痛宜选用的中成药是四妙丸。

146. 答案：C 解析：针灸治疗腰痛，主穴取阿是穴、大肠俞、委中。

147. 答案：A 解析：肺炎喘嗽是小儿咳嗽，其中风寒闭肺证的主要症状是咳嗽频作，咽痒声重，痰白清稀，鼻流清涕，或恶寒无汗，发热头痛，舌淡红，苔薄白，脉浮紧或指纹浮红。

148. 答案：A 解析：治疗风寒闭肺型肺炎喘嗽宜选用的中成药是通宣理肺丸。

149. 答案：C 解析：四神丸功能温肾散寒，涩肠止泻。用于肾阳不足所致的泄泻，症见肠鸣腹泻、五更泄泻、食少不化、久泻不止、面黄肢冷。

150. 答案：B 解析：四神丸由肉豆蔻、补骨脂、五味子、吴茱萸、大枣组成，其中补骨脂为君药。

乡村全科执业助理医师资格考试答题卡

乡村全科执业助理医师资格考试答题卡

乡村全科执业助理医师资格考试答题卡

请勿折皱

姓名

考区（省、自治区、直辖市）

考点（地、市/盟、州）

学校、单位

注意事项

1. 考生务必用铅笔或圆珠笔认真填写左列各项内容，按照试卷封面上的内容填写报考类别。
2. 考生务必认真阅读填涂说明，用2B铅笔仔细填涂下列准考证号、考试单元和答题信息点。
3. 监考人员必须填涂缺考或作弊者的准考证号、考试单元和右下角的考场记录。

准考证号

[0]～[9]

考试单元

第一单元 □

第二单元 □

填涂说明

请用2B铅笔填涂，修改时请用橡皮擦干净。

正确填涂：■
错误填涂：⊘ ⊗ ⊘ ●

请考生认真填涂并核查以上信息，凡错误填涂者均不予阅卡评分。

1 [A] [B] [C] [D] [E]	36 [A] [B] [C] [D] [E]	71 [A] [B] [C] [D] [E]	106 [A] [B] [C] [D] [E]	141 [A] [B] [C] [D] [E]
2 [A] [B] [C] [D] [E]	37 [A] [B] [C] [D] [E]	72 [A] [B] [C] [D] [E]	107 [A] [B] [C] [D] [E]	142 [A] [B] [C] [D] [E]
3 [A] [B] [C] [D] [E]	38 [A] [B] [C] [D] [E]	73 [A] [B] [C] [D] [E]	108 [A] [B] [C] [D] [E]	143 [A] [B] [C] [D] [E]
4 [A] [B] [C] [D] [E]	39 [A] [B] [C] [D] [E]	74 [A] [B] [C] [D] [E]	109 [A] [B] [C] [D] [E]	144 [A] [B] [C] [D] [E]
5 [A] [B] [C] [D] [E]	40 [A] [B] [C] [D] [E]	75 [A] [B] [C] [D] [E]	110 [A] [B] [C] [D] [E]	145 [A] [B] [C] [D] [E]
6 [A] [B] [C] [D] [E]	41 [A] [B] [C] [D] [E]	76 [A] [B] [C] [D] [E]	111 [A] [B] [C] [D] [E]	146 [A] [B] [C] [D] [E]
7 [A] [B] [C] [D] [E]	42 [A] [B] [C] [D] [E]	77 [A] [B] [C] [D] [E]	112 [A] [B] [C] [D] [E]	147 [A] [B] [C] [D] [E]
8 [A] [B] [C] [D] [E]	43 [A] [B] [C] [D] [E]	78 [A] [B] [C] [D] [E]	113 [A] [B] [C] [D] [E]	148 [A] [B] [C] [D] [E]
9 [A] [B] [C] [D] [E]	44 [A] [B] [C] [D] [E]	79 [A] [B] [C] [D] [E]	114 [A] [B] [C] [D] [E]	149 [A] [B] [C] [D] [E]
10 [A] [B] [C] [D] [E]	45 [A] [B] [C] [D] [E]	80 [A] [B] [C] [D] [E]	115 [A] [B] [C] [D] [E]	150 [A] [B] [C] [D] [E]
11 [A] [B] [C] [D] [E]	46 [A] [B] [C] [D] [E]	81 [A] [B] [C] [D] [E]	116 [A] [B] [C] [D] [E]	
12 [A] [B] [C] [D] [E]	47 [A] [B] [C] [D] [E]	82 [A] [B] [C] [D] [E]	117 [A] [B] [C] [D] [E]	
13 [A] [B] [C] [D] [E]	48 [A] [B] [C] [D] [E]	83 [A] [B] [C] [D] [E]	118 [A] [B] [C] [D] [E]	
14 [A] [B] [C] [D] [E]	49 [A] [B] [C] [D] [E]	84 [A] [B] [C] [D] [E]	119 [A] [B] [C] [D] [E]	
15 [A] [B] [C] [D] [E]	50 [A] [B] [C] [D] [E]	85 [A] [B] [C] [D] [E]	120 [A] [B] [C] [D] [E]	
16 [A] [B] [C] [D] [E]	51 [A] [B] [C] [D] [E]	86 [A] [B] [C] [D] [E]	121 [A] [B] [C] [D] [E]	
17 [A] [B] [C] [D] [E]	52 [A] [B] [C] [D] [E]	87 [A] [B] [C] [D] [E]	122 [A] [B] [C] [D] [E]	
18 [A] [B] [C] [D] [E]	53 [A] [B] [C] [D] [E]	88 [A] [B] [C] [D] [E]	123 [A] [B] [C] [D] [E]	
19 [A] [B] [C] [D] [E]	54 [A] [B] [C] [D] [E]	89 [A] [B] [C] [D] [E]	124 [A] [B] [C] [D] [E]	
20 [A] [B] [C] [D] [E]	55 [A] [B] [C] [D] [E]	90 [A] [B] [C] [D] [E]	125 [A] [B] [C] [D] [E]	
21 [A] [B] [C] [D] [E]	56 [A] [B] [C] [D] [E]	91 [A] [B] [C] [D] [E]	126 [A] [B] [C] [D] [E]	
22 [A] [B] [C] [D] [E]	57 [A] [B] [C] [D] [E]	92 [A] [B] [C] [D] [E]	127 [A] [B] [C] [D] [E]	
23 [A] [B] [C] [D] [E]	58 [A] [B] [C] [D] [E]	93 [A] [B] [C] [D] [E]	128 [A] [B] [C] [D] [E]	
24 [A] [B] [C] [D] [E]	59 [A] [B] [C] [D] [E]	94 [A] [B] [C] [D] [E]	129 [A] [B] [C] [D] [E]	
25 [A] [B] [C] [D] [E]	60 [A] [B] [C] [D] [E]	95 [A] [B] [C] [D] [E]	130 [A] [B] [C] [D] [E]	
26 [A] [B] [C] [D] [E]	61 [A] [B] [C] [D] [E]	96 [A] [B] [C] [D] [E]	131 [A] [B] [C] [D] [E]	
27 [A] [B] [C] [D] [E]	62 [A] [B] [C] [D] [E]	97 [A] [B] [C] [D] [E]	132 [A] [B] [C] [D] [E]	
28 [A] [B] [C] [D] [E]	63 [A] [B] [C] [D] [E]	98 [A] [B] [C] [D] [E]	133 [A] [B] [C] [D] [E]	
29 [A] [B] [C] [D] [E]	64 [A] [B] [C] [D] [E]	99 [A] [B] [C] [D] [E]	134 [A] [B] [C] [D] [E]	
30 [A] [B] [C] [D] [E]	65 [A] [B] [C] [D] [E]	100 [A] [B] [C] [D] [E]	135 [A] [B] [C] [D] [E]	
31 [A] [B] [C] [D] [E]	66 [A] [B] [C] [D] [E]	101 [A] [B] [C] [D] [E]	136 [A] [B] [C] [D] [E]	
32 [A] [B] [C] [D] [E]	67 [A] [B] [C] [D] [E]	102 [A] [B] [C] [D] [E]	137 [A] [B] [C] [D] [E]	
33 [A] [B] [C] [D] [E]	68 [A] [B] [C] [D] [E]	103 [A] [B] [C] [D] [E]	138 [A] [B] [C] [D] [E]	
34 [A] [B] [C] [D] [E]	69 [A] [B] [C] [D] [E]	104 [A] [B] [C] [D] [E]	139 [A] [B] [C] [D] [E]	
35 [A] [B] [C] [D] [E]	70 [A] [B] [C] [D] [E]	105 [A] [B] [C] [D] [E]	140 [A] [B] [C] [D] [E]	

考场记录

缺考 □

作弊：传抄 □　夹带 □　替考 □　其他 □

此栏由监考人员填涂